EL CORAZÓN

JOHANNES HINRICH VON BORSTEL

EL CORAZÓN

Una historia palpitante

URANO

Argentina – Chile – Colombia – España
Estados Unidos – México – Perú – Uruguay

Título original: *Herzrasen kann man nicht mähen – Alles über unser wichtigstes Organ*
Editor original: Ullstein Buchverlage GmbH, Berlín
Ilustraciones: Inside illustrations copyright © Jefferey Swanda from simper smile
Traducción: Lourdes Bigorra Cervello

1.ª edición Marzo 2019

Copyright © 2015 by Ullstein Buchverlage GmbH, Berlin. Published in 2015 by Ullstein Verlag
All Rights Reserved
© 2019 de la traducción *by* Lourdes Bigorra Cervello
© 2019 by Ediciones Urano, S.A.U.
Plaza de los Reyes Magos, 8, piso 1.º C y D – 28007 Madrid
www.edicionesurano.com

ISBN: 978-84-16720-63-7
E-ISBN: 978-84-17545-52-9
Depósito legal: B-3.025-2019

Fotocomposición: Ediciones Urano, S.A.U.

Impreso por: Rodesa, S.A. – Polígono Industrial San Miguel – Parcelas E7-E8
31132 Villatuerta (Navarra)

Impreso en España – *Printed in Spain*

Para Michi

Índice

ATASCO EN EL CORAZÓN

Todo sobre las enfermedades coronarias, la arteriosclerosis
y la insuficiencia cardíaca

DARSE UN BANQUETE A GUSTO DEL CORAZÓN

Todo sobre la relación entre nutrición y salud cardíaca

NO PODEMOS PRESCINDIR DEL CORAZÓN

Todo sobre el sistema de transmisión nerviosa, las alteraciones
del ritmo cardíaco, la reanimación y el trasplante de corazón

DEPORTES DE CAMA PARA EL CORAZÓN

Todo sobre un sistema inmunitario fuerte, mucho sexo
y lo que eso tiene que ver con el corazón

GIMNASIA RÍTMICA PARA EL CORAZÓN

Todo sobre la conexión entre el deporte, nuestros esforzados
glóbulos sanguíneos y un corazón vigoroso

NADA FUNCIONA SIN PRESIÓN

Todo sobre los mecanismos de la presión arterial

EL CORAZÓN DE LA BELLA DURMIENTE

Todo sobre el sueño (no)saludable, demasiado estrés,
mal de amores y defectos del corazón

Introducción

Todo el mundo tiene una idea aproximada de qué es un ataque al corazón: es bastante grave, por lo general causa dolor en el pecho e impide respirar correctamente. A menudo, incluso provoca que nuestro corazón, cuya tarea es bombear la sangre a través de nuestras venas, abandone completamente su cometido. No es nada bueno. Al fin y al cabo, este músculo debe suministrar a cada rincón de nuestro cuerpo, desde el cuero cabelludo hasta el meñique del pie, sangre rica en nutrientes y, sobre todo, oxígeno. Lo que, innegablemente, es vital para nosotros, los humanos.

Por ejemplo, si el flujo sanguíneo que va desde el corazón hasta el cerebro se interrumpiera solo durante unos segundos, tendría el mismo efecto que si nos hubieran pegado un garrotazo en pleno cráneo: caeríamos en redondo inconscientes y sería poco probable que después de ello nuestra central de pensamiento fuera algo más que gelatina. Porque nuestro cerebro no tolera nada bien la deficiencia de oxígeno. Por lo tanto, el corazón late —unas veces más rápido y otras más lento, y en ocasiones incluso parece detenerse por un momento— un promedio de 100.000 veces al día. Cada vez que se contrae, mueve unos 85 mililitros de sangre, lo que da un total de unos 8.500 litros por día. Necesitaríamos un camión cisterna para trasladar tanto líquido por tierra. ¡Una potencia impresionante!

Por culpa de un ataque al corazón no pude conocer a mi abuelo Hinrich. Más de una década antes de que yo naciera, murió después de desplomarse vencido por un dolor en el pecho y la insuficiencia respiratoria. Cada vez que yo veía su gran foto en blanco y negro en el salón de mi abuela me preguntaba cómo habría sido conocerlo. ¡Con lo fuerte que parecía en las fotos del álbum familiar!

No entendía cómo una cosa tan pequeña podía derribar a un hombre como él. Por eso, desde edad muy temprana, devoré todos los libros y volúmenes ilustrados que pude conseguir en los que se contara algo sobre el corazón humano y sus fallos. Mis padres recompensaron mi interés con más material de lectura, y poco a poco desarrollé una verdadera fascinación por los procesos que tienen lugar en el cuerpo humano. Fue entonces cuando decidí que de mayor me dedicaría a las ciencias de la naturaleza y a la medicina. Quería ser investigador, o tal vez médico, costara lo que costara (el plan B era ser músico callejero). A tal fin, no solo leía libros, sino que también coleccionaba todo lo que pudiera proporcionarme una imagen más precisa de mi cuerpo, desde el esqueleto de un ratón hasta el caparazón de una tortuga.

A los 15 años quise aprovechar mis vacaciones escolares, dejar los libros a un lado y hacer unas prácticas en una clínica veterinaria. Marqué el número muy nervioso. Estaba sonando en el otro extremo. Cuatro veces, cinco veces. A cada segundo que esperaba, aumentaba mi tensión. Siete veces, ocho veces. Llegué a pensar que no me contestarían, pero aun así seguía con el auricular levantado. Una voz femenina me saludó con el tono monótono propio de las recepcionistas.

«¿Hola…? —tartamudeé—. ¿Es la clínica veterinaria?»

«Sí. ¿Qué desea?»

Recuperé la confianza en mí mismo y respondí: «Me llamo Johannes von Borstel. Estoy buscando un lugar para hacer prácticas durante las vacaciones escolares y…»

Me interrumpieron: «¿En qué curso estás?»

«Acabo de cumplir 15 años, y he terminado la secundaria.»

Se oyó un suspiro profundo procedente del otro extremo. «Te digo ya mismo que tus posibilidades de hacer unas prácticas con nosotros no son muy buenas. En un caso de urgencia, en nuestra clínica podemos abrir a un perro en canal en cuestión de minutos. Eres demasiado joven para estar presente en este tipo de situaciones.»

¿Demasiado joven? Yo creo que no. ¿Demasiado sangriento? Tal vez. Pero eso tenía que averiguarlo por mí mismo. Y era exactamente lo que quería experimentar, tener una idea de qué sucede bajo la piel y ver con mis propios ojos cómo somos los mamíferos. Pero ¿cómo conseguiría tener una oportunidad así? No me quedaba otra opción que huir hacia adelante: seguí llamando a más lugares, entre otros al hospital de mi ciudad, a cirugía de trauma. Apenas dos días después, recibí la carta que estaba esperando. ¡Una respuesta positiva! Casi no podía creerlo, y además, ¡para urgencias! En ese momento no sospechaba siquiera lo que ese pedazo de papel iba a significar para mí. Fue nada más y nada menos que mi tique de entrada para el que, hasta la fecha, ha sido el período más apasionante de mi vida.

La noche antes de mi primer día como becario no pude dormir, tantos eran los pensamientos que pasaban por mi mente. Imágenes de un servicio de urgencias frenético, de dioses vestidos de blanco que curan todas las enfermedades sin inmutarse, de heridas sangrientas, y yo en medio de toda la vorágine. Estaba terriblemente emocionado. ¿Qué tipo de casos ingresarían mañana? ¿Cuáles serían mis obligaciones? ¿Qué sucedería si cometiera un error? ¿Podría tener algún percance el primer día lo suficientemente grave para que alguien muriera por mi culpa? No tenía ni idea de los procedimientos a seguir en un servicio de urgencias. Mi única preparación había sido un cursillo de primeros auxilios.

«¡¡¡JOHANNES!!! ¡POR EL AMOR DE DIOS! ¡VEN AQUÍ AHORA MISMO! ¿CÓMO PUEDE SER QUE NO HAYAS ESTADO ATENTO?», retumbaba una voz a través de la sala de urgencias.

Oh, no, pensé. Lo he fastidiado todo. Y además, en mi primer día. Al oír la llamada, recorrí el pasillo a toda prisa, entré en la habitación de donde suponía que procedía la siniestra voz y contemplé el trágico bodegón. Un médico y una ayudante estaban delante de mí resoplando con rabia y me miraron con reproche. Arrastradas por la imparable fuerza de la gravedad, cayeron al suelo muchas gotas que formaron un inmenso charco.

«¡LO HAS HECHO TODO FATAL!» ¡NO HAY NADA QUE HACER! ¡YA NO SE PUEDE ARREGLAR!»

Asentí con la cabeza sabiéndome culpable y miré para otro lado. Había sobrevalorado mis posibilidades. Instrucciones del médico en forma de *staccato*: «Limpiar ese desorden. El jefe llegará enseguida. No puede ver todo eso. ¡No le va a gustar!» La asistente del médico agitó la cabeza dándole la razón y ambos salieron de la sala. Me puse unos guantes, cogí un papel de cocina y arranqué una larga tira para cubrir el lugar del accidente. Una vez terminado el rollo, como no se vislumbraba el fin de la inundación eché una toalla encima del charco.

Estaba a punto de tirar a la basura ese maloliente fardo cuando de repente apareció el médico jefe a mi lado. «¡¿Johannes?! ¿Hay café?» Sonrió al ver en mis manos el fardo que goteaba.

«En 15 minutos... —tartamudeé—. Tengo que hacerlo de nuevo.»

El primer error de mi carrera: convertir una máquina de café en una gárgola que escupe café sin parar por haberla llenado incorrectamente. Fatal, porque era la única máquina de café en todo el pasillo.

No podía empezar peor, pensé. ¿Qué excusa podría decir a la gente de la sala de descanso, para sacar las castañas del fuego?

«Durante este descanso no podréis tomar café. Bueno, no es tan grave y, además, es mucho más saludable», pregoné unos minutos más tarde, y animado sonreí expectante a la concurrencia. Al fin y al cabo, estaba en un hospital, todo el mundo debería entender ese razonamiento.

¿Qué aprendí ese día? Que el modo más fácil de convertir incluso a las personas más afables del hospital en una turba que agita las hachas es dejarlas sin café. El segundo gran error de mi primer día fue hacerme el listillo. No es extraño que pasara de becario a enemigo público número uno. Como desagravio, les obsequié con un delicioso pastel casero de chocolate.

Si durante esas prácticas no cometí un error grave con un paciente se debió principalmente al hecho de que me fueron encargando tareas poco a poco y con buena preparación. No tenía que ocuparme de tratar heridas abiertas, detener hemorragias ni otras emergencias graves. Antes de que me permitieran participar en estos casos, pasé por un programa de formación y, sobre todo, de experiencia intensiva.

Acompañar al médico jefe, aprender técnicas de vendaje, medir la presión arterial y contar las pulsaciones, practicar con los compañeros, entrar la información en el ordenador y ayudar limpiando pequeñas y medianas heridas: así era mi vida de becario. Además, al final de cada jornada laboral, una pequeña clase del jefe, que me explicaba exactamente cómo había que cuidar a los paciente y las estrategias de tratamiento. Tenía el talento de explicar las cosas más complicadas de un modo que yo podía entenderlas entonces, sin ningún estudio de medicina.

Pronto aprendí también a coser heridas. Bueno, empecé practicando con plátanos. Pero, sobre todo, aprendí que una herida no siempre tiene por qué ser sangrienta. Y quizás lo más importante, entendí que ser empático con los pacientes y suministrarles el tratamiento forman un todo indivisible. El jefe era capaz de reconocer a los pacientes que peor lo estaban pasando y de poner una sonrisa en sus rostros. También en eso fue un buen mentor, mucho más allá de las cuestiones médicas.

Con mucha paciencia, me explicó cómo está construido el cuerpo humano, desde la piel hasta los órganos internos. Y así encontré a mi gran amor (médico): el corazón. Escuché con gran asombro sus explicaciones sobre el músculo cardíaco y la estructura de sus cuatro cámaras. Él me contaba muchas cosas sobre su experiencia como médico de urgencias, los ataques cardíacos y cómo tratar correctamente a los corazones enfermos. Y cuanto más aprendía, más me impresionaba ese manojo de energía, no mayor que un puño, que nuestro pecho encierra. Desde ese momento, estuve perdido: mi corazón solo latía por el corazón.

En este libro pretendo llevarte a hacer un viaje hasta tu corazón. Primero observaremos cómo se desarrolla y crece el corazón y qué tiene que ver con el teatro, los lazos y las orejas. Quiero mostrarte que nuestro sistema de vasos sanguíneos se comporta de forma similar a las autopistas alemanas, donde hay desde carreteras en mal estado hasta atascos de tráfico. Verás qué bien organizado está nuestro corazón y cómo la actividad de las aurículas y los ventrículos puede salirse de control. También aprenderás qué sucede exactamente con nuestra bomba cuando fumamos como una chimenea, somos clientes habituales de McDonald's y bebemos regularmente algunas copas de alcohol. Y te contaré por qué la medicina de urgencia, aunque lo suyo no sea trabajar con métodos esotéricos, debe leer los posos de café.

Descubrirás qué enfermedades debilitan nuestro corazón y recibirás algunos consejos sobre la dieta más saludable para el corazón. Aclararemos si el conejo de Pascua tendría el corazón más sano si fuera vegetariano, y por qué a los apotecarios medievales les gustaba probar la orina de sus pacientes.

Después nos iremos de vacaciones juntos, pero pueden convertirse en una pesadilla. La escena del crimen: las aurículas, porque el corazón de muchos jóvenes veraneantes está menos descansado después de las vacaciones que antes. Aclararemos qué determina exactamente que nuestro ritmo cardíaco sea saludable, qué influye en él y cómo puede tratar la medicina los trastornos del ritmo cardíaco. También veremos el método más drástico que puede conseguir que nuestro corazón vuelva a funcionar: la reanimación.

Las personas que han sufrido un paro cardíaco necesitan reanimación, y para asegurarnos de que no te suceda a ti, veremos un supermétodo preventivo: el sexo, que fortalece y ayuda al cuerpo y al sistema inmunológico, el ejército de nuestro cuerpo. Observaremos de cerca a los pequeños luchadores que hay en nuestras defensas y por qué el deporte no es, en verdad, un asesinato. Además, daremos una vuelta por la sangre y sus componentes y nos ocuparemos de la presión arterial.

Después de eso, la tensión está asegurada: aprenderemos que nuestra psique y las mariposas de nuestro estómago también influyen en nuestro corazón. ¿Tener el corazón roto puede ser causa de muerte? Sea como sea, y aunque no debemos subestimar nuestros poderes de autocuración, la medicina moderna está preparada para reparar un corazón roto y sustituir desde algunas piezas hasta el motor entero.

Estas son las estaciones de nuestro viaje al corazón, y a cuál más emocionante. Y ahora, ¡que empiece el viaje!

ECHAR EL LAZO AL CORAZÓN

Cómo se origina nuestro
corazón, cómo se va formando
y cómo funcionan sus rutas
de transporte

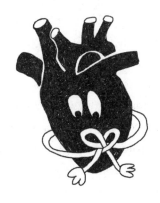

La obra de teatro más larga del mundo

Bum-bum, bum-bum, bum-bum, bum-bum, bum-bum. El sonido de un corazón latiendo. Día tras día, realiza con fuerza su tarea vital. Late sin pausa, estemos despiertos o dormidos, late desde el primer día de nuestras vidas hasta nuestro último aliento. Pero ¿qué sucede con nuestra bomba mientras tanto, durante nuestras vidas? En realidad, no es muy complicado.

Me apasiona ir al teatro, y he podido observar que lo que un corazón experimenta en sus 80 años de vida de media se parece al drama clásico con sus cinco actos. El primer acto es la introducción, a partir del segundo aumenta la acción. En el tercer acto, en mitad del drama, llega a su clímax. A partir de entonces, todo va trágicamente cuesta abajo. Y después del cuarto acto, en el que todo empeora, la inevitable catástrofe termina en el quinto acto, y con él, la obra.

¿Crees que estoy desvariando? Pues ¡arriba el telón! ¡Vamos a presenciar un verdadero drama cardíaco!

Primer acto - El corazón nonato

En el teatro, el primer acto suele empezar con la presentación de los personajes. Por lo tanto, permíteme que te presente el sistema cardíaco embrionario. No es más que un amasijo de células. Poco después de la fecundación del óvulo, a partir de la cual se inicia el complicado desarrollo del embrión, también se ponen los cimientos de un corazón que funcione. Sin embargo, lo que se puede ver después de solo tres semanas no tiene demasiado parecido con un corazón que funcione. Al principio solo hay una acumulación de células que pasa bastante desapercibida: la llamada «placa cardiogénica».[1] Dicha placa forma dos filamentos que al desarrollarse se convierten en tubos.

Al mismo tiempo se forma el pericardio, en cuyo interior va desarrollándose aún más el sistema cardíaco. Más adelante, rodeará el corazón adulto. En su interior, todos los tubos van creciendo unidos uno junto a otro y forman la gran cámara del corazón. Esta se alarga y finalmente se retuerce. Y aunque lo que sucede en esos momentos es muy distinto a lo que hacemos al atarnos los zapatos, este proceso se llama *formación del nudo*.

Sin embargo, el desarrollo del corazón todavía no ha terminado. Porque, después de eso, a nuestro corazón le salen oídos, aunque con ellos no pueda oír. Son oídos de imitación, como esas orejas de conejo de peluche tan populares en las despedidas de soltera. La función exacta de estas orejas del corazón, que no son más que unas protuberancias de las aurículas, no está clara. Se sabe, sin embargo, que son responsables de la liberación de una hormona que más adelante estimulará la excreción urinaria. De modo que nuestro corazón no solo bombea sangre, sino que también nos ayuda a hacer pis.

Mientras tanto, ya ha transcurrido casi un mes desde la fecundación, y ahora el esbozo de corazón puede subdividirse en una cámara auricular y una cámara ventricular. En ese momento se forman los estadios preliminares de las válvulas cardíacas y el septo, el tabique que separa la mitad izquierda del corazón de la derecha. Sin embargo, en el embrión no llegará a cerrarse completamente, y no lo hará hasta unos pocos días después del nacimiento. Es decir, existe una apertura entre las aurículas derecha e izquierda, el agujero oval o «foramen oval». La sangre fluye a través de esta apertura desde la aurícula derecha hacia la izquierda y luego sigue fluyendo por el cuerpo del embrión. ¿Por qué motivo? La razón es simple: un embrión todavía no puede respirar por sí mismo. Por lo tanto, no tendría sentido que la sangre circulara a través de los pulmones. El

---

1. El término «cardiogénico» se compone de la palabra griega *kardia*, que significa «corazón», y de la palabra del griego clásico *génesis*, que significa «origen».

atajo es del todo lógico. El final de este desarrollo consiste en un haz de músculos hueco por dentro (lo que, de algún modo, recuerda a un exgobernador de California).

Segundo acto - El corazón del recién nacido

El corazón de un recién nacido es muy distinto al de un adulto. Tiene el tamaño aproximado de una nuez y funciona a una velocidad considerablemente mayor. Late hasta 150 veces por minuto y sin hacer deporte, como si nada. Eso equivale al doble de rápido que un adulto. El motivo es que el corazón todavía es muy pequeño y bombea muy poca sangre cada vez que se contrae. Sin embargo, puesto que ahora funciona con total independencia, el foramen oval se cierra en los días posteriores al nacimiento. Consecuencia: la mitad derecha del corazón bombea la sangre hacia el circuito pulmonar y la mitad izquierda hacia el cuerpo del recién nacido.

En este punto, en las obras de teatro suele surgir el primer conflicto. Y así sucede también en el corazón. Porque, si algo ha salido mal durante su desarrollo, como muy tarde se puede apreciar ahora. Aunque el diagnóstico prenatal es muy bueno en nuestras latitudes, por desgracia no es perfecto. Si un médico ausculta el corazón de un niño enfermo, a menudo descubre una cardiopatía mediante ciertos ruidos que la indican.

La más común es la llamada *comunicación interventricular*, que se describe como la existencia de un orificio en el tabique que separa los dos ventrículos.[2] En el peor de los casos, la vida de un niño empieza directamente con una operación de corazón. Pero eso depende de lo grande que sea la apertura. Los defectos más pequeños pueden incluso cerrarse por completo sin tratamiento, y mientras el recién nacido sea vital y esté en buen estado de salud, generalmente no hay peligro serio para la vida. El factor decisivo es si los órganos del niño reciben suficiente oxígeno o no. Si es que sí, los cuidadores y, especialmente, el renacuajo pueden respirar con relativa tranquilidad durante un tiempo.

---

2. Véase también «El corazón agujereado» a partir de la página 237.

Tercer acto - El corazón fuerte

El corazón sano de un adulto de 20 años se contrae entre 60 y 80 veces por minuto. Sin embargo, si está bien entrenado, en reposo puede latir mucho más lentamente. Ese haz de músculos está lleno de energía. El aspecto y las características de su interior se comprenden mejor cuando se cortan y se observa por dentro. Una experiencia que para mí, en las clases de anatomía médica, fue del todo apasionante, aunque seguro que no todo el mundo compartiría mi emoción.

Veámoslo desde la perspectiva de un glóbulo rojo. En el argot técnico se denomina *eritrocito*, término que se aplica a las numerosas células similares de nuestra sangre que contienen un tinte rojo, la hemoglobina. Su tarea principal es transportar el oxígeno de los pulmones a todo nuestro cuerpo y, en sentido contrario, transportar el dióxido de carbono del cuerpo a los pulmones.

Funcionamiento y estructura del corazón

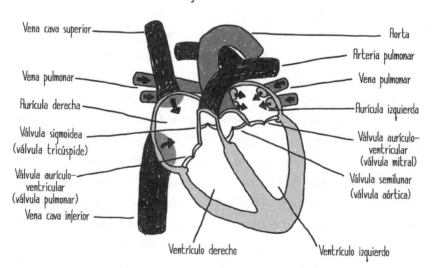

Así es el corazón humano por dentro.

Así que en estos momentos eres un eri (así es como los llaman los médicos, como si fueran de la familia). Imagínate que estás transportando dióxido de carbono —unido a la hemoglobina— desde un órgano del cuerpo, por ejemplo el cerebro, a través de un vaso sanguíneo hacia el corazón. El lugar donde te encuentras se llama *vena*. Todos los conductos que transportan sangre al corazón se denominan *venas*, y todos los conductos que transportan sangre desde el corazón al resto del cuerpo se denominan *arterias*. Después de unas cuantas bifurcaciones, llegas a la vena cava superior, un vaso sanguíneo que desemboca directamente en el corazón. Allí te limpian el dióxido de carbono, y ahora te encuentras en la aurícula derecha. Desde allí continúas hacia el ventrículo derecho. No te entretengas, que esto no es un paseo por el parque, ¡tenemos una misión que cumplir!

Entre la aurícula derecha y el ventrículo derecho pasas a través de una válvula cardíaca, más concretamente la válvula tricúspide, llamada así porque está formada por tres membranas en forma de vela (la palabra latina *cuspis* significa «punta» o «vela»). Una vez hayas salido de la aurícula derecha a través de dicha válvula, en un corazón sano ya no hay vuelta atrás. Porque todas las válvulas cardíacas funcionan como una válvula mecánica cualquiera, es decir, solo se abren en una dirección. Así evitan, de un modo seguro, que el flujo sanguíneo del ventrículo derecho regrese a la aurícula. Por lo tanto, en un corazón sano la sangre solo fluye en un sentido, y no se desplaza desde el ventrículo a la aurícula.

Finalmente, sales del ventrículo derecho a través de otra válvula cardíaca, la válvula pulmonar, en dirección a los pulmones.[3] Después de pasar a través de esta válvula estarás en la arteria pulmonar, también conocida como tronco pulmonar o tronco de las pulmonares. Con lo explicado anteriormente, queda claro que decir «las arterias transportan sangre rica en oxígeno, y las venas, sangre pobre en oxígeno», una frase que hemos escuchado a menudo, no tiene sentido. Porque, como todavía llevas tu dióxido de carbono contigo, estás «bajo en oxígeno». Aun así, ahora mismo estás nadando por una arteria. Por lo tanto, una vez más: las arte-

---

3. La palabra «pulmón» viene del griego *pulmo*, del mismo significado.

rias transportan la sangre desde el corazón y las venas hacia el corazón (aunque también hay pequeñas excepciones a esta regla, por ejemplo, en la zona del hígado).[4]

Una vez en los pulmones, has completado tu primera misión como eri, liberas tu dióxido de carbono y, en lugar de él, te reabasteces de oxígeno y, con él a cuestas, pasarás por la vena pulmonar (!) en tu trayecto de vuelta al corazón. Allí seguirás fluyendo junto con tus congéneres hacia la aurícula izquierda, y desde allí, pasando de una tercera válvula cardíaca, hacia el ventrículo izquierdo, el último del viaje. La válvula situada entre la aurícula izquierda y el ventrículo izquierdo se llama bicúspide[5] o válvula mitral, ya que su forma recuerda la toca de un obispo, llamada *mitra*.

En el mundo de las cavidades cardíacas, el ventrículo izquierdo es el culturista, pues su pared muscular es, con mucho, la más gruesa. Al fin y al cabo, tiene que generar una gran intensidad de presión para mantener la sangre en constante movimiento y bombearla hasta el rincón más remoto de nuestro cuerpo. La sangre fluye a través de la última válvula, llamada válvula aórtica, hacia la arteria aorta. Esta forma un estrecho arco alrededor del corazón, de donde salen las ramificaciones hacia la cabeza y los brazos. Luego sigue para adentrarse en la cavidad abdominal, donde se ramifica en vasos cada vez más pequeños y suministra sangre nueva a todos los órganos y tejidos, hasta la punta de los dedos de los pies.

En este punto, la obra protagonizada por el corazón llega a su apogeo, lo que en términos teatrales sería el nudo. Todo funciona, el corazón y los vasos sanguíneos parecen un sistema indestructible. Pero el giro argumental trágico es inminente.

Cuarto acto - El corazón enfermo

Tras solo 25 años, empiezan a depositarse las primeras «calcificaciones» en las paredes de las arterias coronarias (las arterias que suministran san-

---

4. Véase página 37, circulación de la vena porta.
5. Válvula de doble membrana.

gre al propio músculo cardíaco). Todavía no llega a ser dramático, pero se está colocando la primera piedra de una enfermedad de graves consecuencias: la arteriosclerosis, más conocida como «calcificación vascular», que es la causa número uno del infarto de miocardio y del derrame cerebral, las dos causas de muerte más comunes en todo el mundo. Los depósitos en la pared del vaso se van haciendo más y más gruesos con el tiempo, van cerrando las venas parcialmente o, en el peor de los casos, terminan cerrándolas por completo (lo mismo que una tubería de agua calcificada).

Si los vasos que se van cerrando son los coronarios, habrá secciones más o menos extensas del músculo cardíaco que dejan de recibir alimento y oxígeno suficientes, por lo que se alteran. Es el famoso y temido infarto de miocardio. Las áreas subabastecidas se transforman en una especie de tejido cicatricial que ya no participa activamente en los latidos del corazón. Y como sabes, la calidad de un equipo es la de su miembro más débil. Para el corazón, el resultado es una pérdida de fuerza y resistencia.

En el teatro, esto se llama momento de acción retardada, el punto de desaceleración antes del gran final. En el caso de un ataque cardíaco, la medicina interpreta el papel de reductora de la velocidad. Para retrasar o, mejor aún, prevenir la inevitable catástrofe, se pueden administrar medicamentos, realizar tratamientos con catéteres cardíacos (mediante un tubo delgado que se inserta directamente en los vasos coronarios) y cambiar las condiciones de vida del paciente de modo que su corazón no se vea tan solicitado y el riesgo de sufrir otro ataque cardíaco se mantenga en el nivel más bajo posible.

Quinto acto - El viejo (y frío) corazón

Dolor en el pecho. El corazón late desacompasado. Si se ausculta el pecho con un estetoscopio, ya no se oye Bu-Bum, Bu-Bum, Bu-Bum. Suena algo así como bu-.........bum, bum-bu-bum, bum, bu-bum. Aparecen la insuficiencia respiratoria y la astenia. Después de casi un siglo de latidos ininterrumpidos, el corazón se ha debilitado notablemente y ha pasado por muchas situaciones. Está sufriendo su tercer infarto. Bombea cada vez con menos potencia, en un último acto de rebeldía, intenta sacar fuerzas de flaqueza trabajando más rápido. Pero, al final, todo es en vano. El corazón ya no funciona como debería, se contrae aún de un modo breve y descoordinado y, finalmente, se detiene. Y ya está.

Este es el inevitable final del drama. Predecible, pero no por ellos menos trágico. Aunque, por supuesto, todos vamos a experimentar un paro cardíaco. Pero el tiempo que transcurra hasta que eso suceda no tiene por qué ser dramático. Al contrario, una vida con un corazón sano se parece más a una comedia. Al final, la bomba también se detiene, pero, por lo menos, antes habrá habido muchas risas y se habrá disfrutado.

La buena noticia es que todos podemos tomar precauciones para que el paro cardíaco definitivo nos llegue lo más tarde posible. Y en el mejor de los casos, sin que los problemas cardiovasculares hayan arruinado nuestra existencia.

El primer paso en la dirección correcta es el humor. De vez en cuando, la vida es un trago amargo, pero con una sonrisa en los labios todo resulta más fácil. Prueba la risoterapia. O busca en YouTube «Quadruplet Babies Laughing» («Bebés cuatrillizos riendo»).

Los hipocondríacos no son los únicos que tienden a interpretar síntomas insignificantes como enfermedades mortales. Ni tú, ni yo, ni nadie podemos librarnos de este hábito paralizante. Lo bueno, sin embargo, es que la gente, en principio, suele estar sana. Y, por suerte, eso también se aplica al corazón. Porque cuando nuestro cuerpo nota algo extraño, casi nunca se trata de una enfermedad rara que nos vaya a fulminar en pocas horas, sino de algo completamente inofensivo. «Cuando oyes un ruido de cascos delante de tu ventana, normalmente no es una cebra.» Así que no hay muchas cosas que puedan interponerse en el camino de la felicidad personal y la integridad física. Sin embargo, de vez en cuando siento una gran alegría al escuchar atentamente mi propio corazón.

Póquer de válvulas

Me acuesto en la cama y escucho cómo funciona mi corazón. Late un poco más fuerte de lo normal, porque antes de ir a dormir nadé algunos largos en la piscina. Miro el despertador y cuento 19 latidos en 15 segundos. Calculo: 4 veces 19, es decir, 19 veces 2 veces 2. O 2 veces 38, es decir, 76 latidos por minuto. Me miro y observo que mi pecho se levanta con cada latido del corazón.

Como futuro médico, tengo un estetoscopio a mano y me ausculto. Bu-bum, bu-bum, bu-bum, bu-bum, bu-bum. Acabo de cumplir 25 años. Mi corazón ha latido así unos 900 millones de veces. Con sentido del deber y resuelto a mantenerme en vida. Gracias, querido corazón, por realizar este monótono trabajo por mí.

Pero, si escuchamos con más cuidado, algo nos llama la atención: el trabajo del corazón no es tan monótono como parece. No es tan simple como los tonos bajos que salen del altavoz. Bum, bum, bum, bum, bum, bum. Al contrario: parece oírse una especie de eco. Bu-bum, bu-bum, bu-bum. Un latido cardíaco no consiste solo en la contracción de todo el corazón, sino también en una interacción coordinada en el tiempo de la musculatura auricular y ventricular y en la apertura y el cierre de las válvulas cardíacas.

Primero, las aurículas se contraen y empujan la sangre hacia los ventrículos. En condiciones normales, este proceso no puede oírse con un estetoscopio. Poco después, en general unos 150 milisegundos más tarde, los ventrículos se contraen y transportan la sangre a los pulmones y, finalmente, a todo el cuerpo. La contracción de la musculatura ventricular causa el «bu». En cambio, el siguiente «bum» no es causado por el músculo cardíaco en sí, sino por el extremo de las válvulas semilunares de la aorta y la arteria pulmonar. Coloco el estetoscopio en otro punto de mi pecho. El sonido cambia. Un poco más arriba, vuelve a cambiar. Podría pasarme horas escuchando a mi corazón.

Esta noche, lo que más me entusiasma son todos los sonidos que emanan de las válvulas de mi corazón. Su cometido es garantizar que, en el viaje a través de nuestro corazón, la sangre solo se mueva en un sentido en cada momento y no dé marcha atrás de repente. Como hemos visto, hay cuatro válvulas, dos de las cuales son válvulas atrioventriculares y las otras dos válvulas semilunares. Siempre se abren y se cierran alternativamente, lo que produce unos ruidos que difieren según la válvula cardíaca. En medicina distinguimos cuatro tonos del corazón, de los que solo podemos oír dos con el estetoscopio.

El primer tono cardíaco más profundo resulta de la contracción de la musculatura del ventrículo. Por eso también se le llama «tono de la contracción muscular». El segundo tono, más agudo, no dura tanto como el primero, y es algo más alto y nítido. También se le conoce como «tono de cierre de válvula», porque resulta del cierre de las dos válvulas semilunares. Durante la inspiración, este sonido puede cambiar y fraccionarse. La válvula aórtica se cierra un poco antes que la válvula pulmonar.

Los niños y los jóvenes son más ruidosos que los adultos, y lo mismo puede decirse de sus corazones. En un adulto sano, ni el tercer ni el cuarto tonos pueden oírse con el estetoscopio, pero ocasionalmente sí puede escucharse en adolescentes. El tercer sonido se oye cuando el ventrículo izquierdo se llena, lo que es bastante habitual antes de la edad adulta. Si el tercer tono se puede oír en un adulto, eso puede indicar problemas. Más en concreto, puede ser indicio de problemas en la válvula bicúspide entre la aurícula izquierda y el ventrículo izquierdo,[6] de una hinchazón anormal del ventrículo[7] o de una insuficiencia cardíaca (trabajo cardíaco insuficiente). Y si la cantidad de sangre que ha quedado en los ventrículos

---

6. También se denomina «insuficiencia de la válvula mitral», es decir, es una disfunción de la válvula mitral.

7. Dilatación ventricular.

es demasiado grande, cuando estos se llenan de nuevo la sangre entrante choca contra este resto, lo que también produce un tono.

El cuarto tono es originado por la tensión de las aurículas. Si se produce en adultos puede indicar presión arterial alta, un aumento del grosor de la pared muscular o una congestión en el tracto de salida del ventrículo izquierdo o —menos a menudo— un estrechamiento de la válvula aórtica, denominado *estenosis*. Por lo general, se oye justo después del primer tono del corazón.

Ahora bien, oír y distinguir todos esos tonos con el estetoscopio es un auténtico arte. Algunos médicos están tan bien preparados para auscultar que pueden detectar no solo los cambios más mínimos del corazón, sino incluso pequeños microtumores en los pulmones. Esto último se hace colocando el estetoscopio en el tórax y empezando a golpear en ciertos puntos. La ecografía debería permitir identificar estos tumores. Yo no he logrado todavía realizar una exploración tan impresionante, pero, como en tantos otros aspectos, la práctica y la constancia hacen al maestro.

El estetoscopio siempre es una gran ayuda, no solo para escuchar el corazón, sino también el resto del cuerpo. Yo me crie en el macizo del Harz, en una zona que en verano es muy popular entre los motociclistas. Durante la temporada estival son bastante frecuentes los accidentes graves, cuyas consecuencias son, a menudo, lesiones fatales. Cuando llego al lugar del accidente como paramédico, lo primero que hago es escuchar los pulmones y el abdomen. A pesar de respirar por un lado del tórax, es habitual no poder escuchar ningún ruido respiratorio en estos pacientes.

La causa de esta aparente contradicción suele ser un colapso pulmonar (neumotórax) en este lado del tórax, y a veces también una acumulación de sangre en el tórax (hematórax) o, en el peor de los casos, la combinación de ambos (hematoneumotórax). Si además se va golpeando el pecho mientras se ausculta (en medicina se denomina *percusión*), mediante el sonido puede distinguirse la acumulación de aire de la acumulación de sangre. Una acumulación de aire suena más bien como un tambor, mientras que una acumulación de líquido amortigua el sonido de la percusión, como si se estuviera percutiendo un tambor lleno de agua. Si en ese momento el paciente estuviera cantando y tocando la guitarra, ya estaría casi listo para subir al escenario, si no necesitara ningún otro tratamiento o examen.

En un examen rutinario, a menudo se examina el abdomen para comprobar el funcionamiento intestinal. Después de un accidente de moto, se realiza una punción en el abdomen para excluir o confirmar la acumulación de líquido y el sangrado. En definitiva, como ya ha quedado evidente, el estetoscopio es un compañero cotidiano y útil en la medicina y las exploraciones y del que no se puede prescindir, especialmente para el corazón.

Pero, como todo en la vida, tiene sus límites. Aunque hay estetoscopios cardiológicos con los que casi se pueden oír las lombrices reptando, hay que admitir que con ellos no puede reconocerse todo. Por ejemplo, el tercer y el cuarto tonos. Por lo tanto, es pertinente realizar una ecografía especial del corazón, el llamado ecograma cardíaco (ecocardiograma). De esta manera se puede determinar, por ejemplo, el tamaño del corazón, de los ventrículos y de las aurículas, el grosor de los tabiques, la movilidad de todo el corazón y de sus válvulas y los flujos sanguíneos defectuosos. Así, el médico a menudo puede informarse sobre un cambio cardíaco patológico, ya sean defectos de las válvulas o constricciones en los vasos sanguíneos cercanos al corazón.

En mi época de estudiante leí una regla mnemotécnica que desde entonces me quedó grabada: «Antón pide monedas a Tom a las 22:54». Suena a cualquier cosa menos a una información médicamente relevante. A menos que se quiera recordar los puntos donde se coloca el estetoscopio para revisar las válvulas del corazón.

Lo único que hay que recordar, además del movimiento y la combinación derecha-izquierda-izquierda-derecha, es que la hora corresponde a los espacios intercostales 2, 4 y 5 y las letras iniciales de cada palabra coinciden con los latidos (válvulas aórtica, pulmonar, mitral y tricúspide). Si conoces este truco, puedes escuchar con exactitud los tonos de tus propias válvulas cardíacas y, si los hay, otros sonidos. Sin embargo, interpretarlos es complicado, y debe hacerlo un cardiólogo experimentado, ya que las diferencias sutiles difícilmente pueden ser reconocidas sin décadas de práctica.

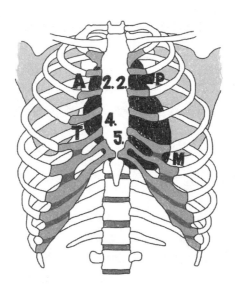

Antón pide monedas a Tom a las 22:54: en estos puntos se coloca el estetoscopio.

Solo para los soplos cardíacos, existen seis niveles de volumen, desde «solo audible con la máxima atención» pasando por «fuerte, pero sin zumbido» hasta «audible sin estetoscopio, ruido fuerte máximo». Además, el desarrollo del ruido puede distinguirse según criterios como crescendo o decrescendo, es decir, en función de si va haciéndose más fuerte o más débil, si es en forma de huso, en que el ruido empieza suave, se hace más fuerte en el centro y vuelve a ser suave al final, o en forma de banda, es decir, si el volumen se mantiene constante. El corazón es un instrumento que puede sonar de mil modos distintos. A partir del conocimiento de estas anomalías pueden tomarse las medidas adecuadas para tratar los problemas de las válvulas cardíacas.

La interacción de las distintas partes del corazón, como válvulas, aurículas y ventrículos, es compleja, pero muy, muy apasionante. Sin embargo, el motor más fantástico y poderoso no sirve para nada si no existe una carretera para hacerlo circular. Nuestro sistema de vasos sanguíneos no es otra cosa que «la carretera» sin la cual nuestro corazón, como bomba central, no tendría sentido. La fuerza y la resistencia del corazón, así como su sofisticada estructura de válvulas y sistema de transmisión nerviosa, sirven para un solo fin: enviar sangre a la carretera a todo gas.

La autopista del cuerpo

Nuestros vasos sanguíneos transportan la sangre y los nutrientes hasta los rincones más remotos de nuestro cuerpo. En realidad, hay pocas zonas que no estén cruzadas por ellos. Estas últimas incluyen la córnea, el esmalte dental, el cabello, las uñas y la capa más externa de la piel. Para transportar la sangre necesitamos un sistema de tuberías como es debido: los vasos sanguíneos. Son, por así decirlo, las autopistas de nuestro cuerpo. Con la salvedad de que las arterias, las venas y los capilares (las ramificaciones más finas de los vasos en los tejidos) suman en conjunto más de diez veces la longitud de las autopistas de Alemania: unos 150.000 kilómetros.

A diferencia de las tuberías de los sistemas de canalización, los vasos sanguíneos son mucho más elásticos. Eso tiene toda la lógica, pues así el cuerpo puede modificar por sí mismo el diámetro de sus vasos, el único modo de suministrar más o menos sangre a ciertos órganos y sistemas en función de cuál necesita mucho o poco nutriente y oxígeno en cada momento concreto. Básicamente, es como un motor de coche: cuanto más gas se le da, más gasolina se inyecta en los cilindros.

Cuando hacemos *footing*, los músculos necesitan un mejor suministro de sangre para satisfacer su mayor demanda de oxígeno. Al mismo tiempo, la circulación sanguínea de la piel también aumenta, lo que da a la sangre la oportunidad de emitir algo de calor al medio ambiente a través de la superficie húmeda y fresca de la piel gracias a la sudoración. Para ello, nuestro cuerpo reduce la cantidad de sangre que llega, entre otros, a los intestinos. Al fin y al cabo, la digestión puede esperar. En cuanto a los pulmones, funcionan de modo similar: si en una de sus secciones se registra solo una pequeña cantidad de oxígeno, los vasos de dicha sección se constriñen. Donde no hay nada que recoger, no hay sangre.

Todo esto solo funciona porque las arterias y las venas son estructuras elásticas. Aunque su configuración es similar, muestran ciertas diferencias. En todas ellas, la pared se compone de tres capas. La capa interna consiste en tejido de soporte y la denominada *capa endotelial*. Las células endoteliales recubren un vaso sanguíneo desde el interior, con lo que sirven como barrera del tejido y pueden intervenir activamente en la regulación de la circulación cardíaca. Son la decoración interior y el papel de la pared del vaso sanguíneo, pero hacen mucho más. Por ejemplo, liberan monóxido de nitrógeno, que dilata los vasos sanguíneos del corazón o en la musculatura esquelética. Esto sucede, por ejemplo, durante el esfuerzo físico, lo que significa que más sangre rica en oxígeno llega a los músculos.

La capa media es muscular, más concretamente, se compone de fibras elásticas y células musculares vasculares lisas que se disponen en círculo alrededor del vaso sanguíneo. Aquí, las fibras del sistema nervioso vegetativo, que no está sujeto a nuestra voluntad, intervienen y regulan el ancho de los vasos sanguíneos contrayendo o relajando las células musculares vasculares. Porque, cuanto más ancho sea un vaso, más sangre fluirá a través de él, lógicamente.

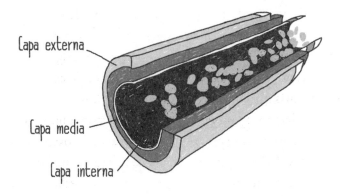

La estructura de la pared de un vaso sanguíneo.

La capa más externa de los vasos sanguíneos está formada por fibras de tejido conjuntivo que conectan la arteria o la vena con las partes circundantes del cuerpo. Esta capa contiene los nervios que controlan los músculos vasculares lisos. Pero los vasos sanguíneos también necesitan oxígeno. Además, están cubiertos de pequeñas venas, las llamadas *vasa vasorum*, que les proporcionan todo lo que necesitan para realizar su trabajo. Estos «vasos para los vasos» también recorren la capa más externa.

Las arterias son los atletas de nuestro cuerpo, mientras que las venas son las «patosas». En esta estructura por capas básicamente igual, las arterias son bastante más musculosas. Pero las venas tienen un interior más ancho. Una de las razones es que en las arterias hay una presión más alta, que tienen que contrarrestar para no convertirse en una vejiga tan tambaleante como un globo lleno de agua.

Existen tres tipos de arterias: las elásticas, las musculares y las más pequeñas, las arteriolas. Las de tipo de construcción elástica se encuentran cerca del corazón, y una de sus representantes más conocidas es la mayor arteria de nuestro cuerpo: la aorta. Es tan gruesa como una manguera de jardín. Cuando el corazón late, se expande y absorbe más sangre, y luego se contrae, y así mantiene la presión interna. Esta función, denominada «de la cámara de aire», tiene la crucial función de mantener uniforme el flujo sanguíneo hacia la periferia del cuerpo.

En definitiva, tensando o relajando los músculos de sus paredes, las arterias cambian su tamaño y, en consecuencia, el flujo sanguíneo hacia los músculos y órganos. Cuando están a punto de llegar a su destino, se ramifican en arteriolas, que se van haciendo cada vez más delgadas, hasta que la pared ya no se compone de tres capas, sino de una sola capa de células epiteliales lisas. A partir de aquí, se habla de capilares, que forman una red muy extensa de vasos sanguíneos muy pequeños. En todas las zonas de nuestro cuerpo donde fluya sangre se puede encontrar una extensa red de vasos sanguíneos, algunos de ellos tan estrechos que las células sanguíneas solo pueden avanzar una tras otra en fila india.

Los capilares representan la conexión entre el sistema arterial, de alta presión, y el sistema venoso, de baja presión. Y, puesto que su pared consta de una sola capa celular, el oxígeno puede fluir hacia el tejido circundante con mucha mayor facilidad que desde los demás vasos. El endotelio es tan permeable que, en caso de inflamación incluso los glóbulos blancos —algunos de los cuales son bastante gruesos—, pueden salir del torrente sanguíneo. Finalmente, la sangre de las células absorbe el dióxido de carbono producido allí y fluye a través de vénulas hacia venas cada vez más grandes y, finalmente, vuelve al corazón.

Con pocas excepciones, hay una clara división de tareas entre las arterias y las venas. Las arterias generalmente transportan la sangre rica en oxígeno lejos del corazón, mientras que las venas llevan de vuelta al corazón la sangre pobre en oxígeno. Las excepciones a esta regla son las venas que transportan sangre de un órgano a otro y no directamente al corazón, como el sistema de la vena porta del hígado, que transporta sangre del intestino al hígado antes de devolverla al corazón. Este proceso resulta muy práctico, pues algunas de las toxinas ingeridas con los alimentos pueden ser degradadas directamente en el hígado antes de que causen daño al organismo.

La vena y la arteria pulmonares también constituyen una excepción, como ya hemos visto. Igual que todas sus colegas arteriales, la arteria pulmonar se aleja del corazón, pero no transporta sangre rica en oxígeno, sino sangre enriquecida solo con oxígeno en los pulmones. Después, llena de oxígeno, fluye de vuelta desde los pulmones a través de la vena pulmonar hacia la aurícula izquierda. Finalmente, la sangre es expulsada a través del ventrículo izquierdo y la aorta hacia la circulación corporal. El latido que así se origina es lo que nosotros percibimos como pulso.

Lo que realmente se percibe es la dilatación y la contracción de una arteria. Para ello debe correr por la superficie del cuerpo, lo que no es el caso de la mayoría de las arterias. Solo en unos pocos lugares, como el pie, la ingle, la axila, el cuello o el antebrazo, se puede notar bien el pulso. Es una sensación extraña sentir el flujo de nuestra sangre tan claramente, ¿verdad? Entonces te das cuenta de verdad de lo que está haciendo el cuerpo bajo la superficie de la piel.

Que las arterias se encuentren tan pocas veces en la superficie del cuerpo ha sido una idea brillante de la evolución. Porque una arteria herida sangra mucho. ¿Te imaginas el lío que sería si, con solo herirte un dedo mientras cortas zanahorias, te desangraras y, en el peor de los casos, murieras? En cambio, cuanto más se adentre una arteria en el tejido, más profunda tendrá que ser la herida para lesionarla.

Después de ver que no nos hemos desangrado por completo al herirnos en un dedo, surge la pregunta de cómo regresa la sangre desde la yema del dedo hasta el corazón. Ha de ser así porque, al fin y al cabo, debe ir de nuevo a los pulmones para enriquecerse con oxígeno. Pues regresa al corazón a través de pequeñas vénulas y venas. Antes de llegar a la aurícula derecha, se acumula en dos grandes vasos, la vena cava superior y la vena cava inferior. La sangre fluye hacia la vena cava superior desde la parte superior del cuerpo, los brazos y la cabeza, y hacia la inferior desde los órganos del abdomen, las piernas y el tronco.

Pero ¿cómo consigue la sangre de las venas de la parte inferior de la pierna subir los 130 centímetros que la separan del corazón? Esto solo es posible porque, en las venas, cada pocos centímetros existen unas solapas tipo válvula que pueden abrirse en dirección a la cabeza, pero no en el sentido contrario. Igual que las válvulas del corazón, impiden que la sangre fluya hacia atrás. Y cuando nos movemos, el tejido muscular de alrededor de los vasos hace el resto del trabajo y empuja la sangre hacia el corazón. Lo que, con gran acierto, se ha denominado *bomba muscular*.

Sin embargo, con el paso de los años, puede suceder que se vayan rompiendo más y más válvulas venosas y dejen de funcionar. En consecuencia, la presión sobre la válvula subyacente, aún intacta, aumenta cada vez y la sección intermedia de la vena se expande. Una consecuencia antiestética son las venas varicosas, que también pueden ser causadas por una debilidad general del tejido conjuntivo. Que, a su vez, es a menudo la causa de otro problema vascular antiestético: las hemorroides. Una dolencia causada por la dilatación de las arterias y venas del recto que causan picor acompañado de sangrado en la «puerta trasera».

Pero las válvulas venosas y la bomba muscular no solo son importantes para el retorno de la sangre al corazón, sino también para nuestra respiración. Una vez que la sangre ha llegado al pecho, nuestros músculos respiratorios ayudan a transportarla hasta la aurícula derecha. Esto se debe a que la presión en el pecho disminuye durante la respiración abdominal, lo que facilita que la vena cava inferior absorba la sangre de la parte inferior del cuerpo. Durante la siguiente exhalación, sin embargo, la presión en los vasos aumenta de nuevo y la sangre es literalmente empujada hacia la aurícula derecha.

Mientras todos estos sistemas funcionen bien y haya suficiente sangre por las distintas partes del cuerpo, por lo general no tenemos problemas. Las células están bien abastecidas y vivimos felices. Pero sería demasiado bonito para ser cierto, pues este sistema también es propenso a sufrir errores. Y, de hecho, con el sistema de vasos sanguíneos sucede lo mismo que en una autopista real: que el tráfico se hace más denso y, cuando las cosas se ponen difíciles, incluso se producen atascos.

OBSTRUCCIÓN DE LAS TUBERÍAS CARDÍACAS

Todo sobre el ataque cardíaco y cómo se desarrolla

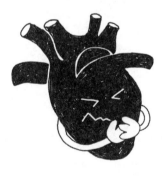

La primera vez

Un sábado gris de otoño. El viento azota los prados y la lluvia chisporrotea sobre el asfalto formando charcos. En la calle apenas hay gente, como mucho, algún coche de vez en cuando. Ha pasado más de un año desde mi primer día en Urgencias. En el ínterin me he convertido en paramédico, he asistido a varios cursillos y he podido completar mis primeras prácticas en un puesto de socorro. Me dirijo a hacer la guardia, a pie, en el que será mi primer turno. El mal tiempo no me molesta más que el hecho de que olvidé en casa, además de mi paraguas y mis botas impermeables, mi desayuno. Pero el camino no es largo, y mis expectativas para el día siguen siendo elevadas.

Estoy ansioso por realizar el primer servicio en una ambulancia. ¿Cómo debes sentirte? ¿Siempre sobre ruedas, luces azules y sirena, concentración absoluta en las emergencias, enfermedades, accidentes, y desafiando las fuerzas de la naturaleza al mismo tiempo? Me siento preparado. Todavía no tengo ni idea de que hoy, además de verse trastornada mi confianza en mí mismo, mi decisión de convertirme en médico se verá sometida a una dura prueba.

Al llegar al puesto de socorro, tras un breve saludo me entregan mi uniforme. Me queda como un guante, y lo llevo con gran orgullo. Me entregan también un práctico receptor de radio que mediante un agudo pitido me avisará cuando haya un servicio a realizar. Después hay una sesión informativa sobre los distintos equipos de los vehículos.

Me encuentro en la nave donde aparcan los vehículos charlando con mis colegas cuando nuestro supervisor entra con una expresión ligeramente amarga. «Buenos días, Señor Von Borstel, bueno, me alegro de que esté aquí. Parece que ya ha terminado su sesión informativa y ha hecho buenos contactos», observa con frialdad.

«Sí, sí, así es», tartamudeo. «¡Estoy muy contento de estar aquí!»

Él me mira con calma, las comisuras de sus labios se mueven lentamente hacia arriba, y me comunica que tiene una tarea importante y de gran responsabilidad para mí. Diez minutos más tarde, por primera vez, empleo todo mi potencial para desafiar las fuerzas de la naturaleza. Con una escoba. En la entrada de vehículos.

¿Será una prueba? ¿Una especie de rito de iniciación? No me importa. Me siento orgulloso de llevar mi uniforme reflectante bajo la lluvia y barro las hojas, como me han pedido. Tras una hora escasa, termino mi lucha contra las ráfagas de viento y me voy a la sala de espera del puesto de socorro. Hay sofás, un televisor, una pequeña cocina y una estantería con libros, en la cual me proveo rápidamente. El tiempo va pasando, pero el receptor de radio que cuelgo de mi cinturón no emite ni un solo sonido. A pesar de que mis colegas están sentados a mi lado en completo silencio con sus dispositivos en sus cinturones, cada pocos minutos compruebo el nivel de la batería. ¿Dónde están las emergencias? Por la tarde nos hacemos una sopa. Yo lavo los platos. Y no sucede nada más.

No es habitual que durante un turno de 12 horas no suceda nada de nada. Dos horas más, y acabamos el turno completamente en blanco.

Un poco frustrado, bajo las escaleras hacia la nave donde aparcan los vehículos y abro la puerta lateral de la ambulancia. Miro de nuevo en todos los cajones y trato de memorizar cómo está ordenado el material dentro de las mochilas de emergencia.

Y entonces, cuando ya nadie lo esperaba, sucede. Primero, mi cinturón vibra, y después, de repente, suena un molesto pitido. ¡Un servicio! Mis compañeros bajan las escaleras y unos segundos más tarde estamos circulando por la calle con las luces azules encendidas y la sirena aullando. La única información que tenemos es un nombre, una dirección y la indicación de que al paciente le cuesta respirar.

Stefan, Sina y yo llegamos a una casa unifamiliar. Agarro la mochila de emergencia y la botella de oxígeno móvil mientras mi compañero Stefan coge el dispositivo de ECG/electrocardiógrafo.[8] Nos dirigimos a la puerta principal con gran resolución. Estoy motivado hasta las orejas, nada puede detenerme. Casi nada. Abruptamente, algo viene a interponerse en mi misión, y yo, que caminaba entusiasmado hacia la puerta principal, la encuentro cerrada. ¡Despacio! Suena el timbre. La luz se enciende.

«Voy enseguida», oímos la voz de una anciana que nos contesta desde dentro. Detrás de una ventana de la planta baja, aparece la silueta de una persona. Camina agachada y muy despacio. «Tengan paciencia», dice a través de la ventana empañada. Nosotros esperamos. Estoy totalmente en tensión, pero me impresiona la calma que la mujer irradia detrás del cristal.

Finalmente, la cerradura se abre, y una señora con una permanente blanca como la nieve nos abre la puerta. La mujer sonríe. «Adelante», dice amigablemente, y despeja el camino.

«¿Nos ha llamado?», pregunta Sina.

«Sí, mi marido está en el salón. Apenas puede respirar», suspira.

Sigo a mi compañero trotando, muy cargado, a través de un oscuro pasillo hacia un salón no mucho más iluminado. Las persianas están medio bajadas, el parpadeo del televisor es la única fuente de luz directa. La decoración de la estancia ha cumplido ya muchos años, pero está bien cuidada. Mueble oscuro de pared a pared, algunos libros y platos de porcelana, además del televisor, delante de una mesa de centro con superficie de azulejos marrones, y en el sofá, un hombre con la cara de un color rojo intenso, de unos 75 años de edad. Está jadeando, obviamente para inspirar aire.

Mientras enciendo la luz, Stefan nos presenta e inmediatamente se vuelca en el paciente: «¿Nos ha llamado porque no puede respirar bien? ¿Cuánto rato hace que le sucede?»

«Yo —la respuesta nos llega entrecortada y jadeante— quería levantarme del sofá y... —pausa para respirar—, y luego he tenido una sensación como si estuviera atado.»

---

8. Dispositivo para comprobar la acción eléctrica del corazón en forma de un electrocardiograma, véase a partir de la página 192: «Si ves el campanario, el cementerio no estará lejos».

Mientras, yo voy preparando el oxígeno. Para administrar el gas salvador tengo dos posibilidades: a través de una mascarilla que se coloca sobre la boca y la nariz o a través de unas gafas especiales. En realidad, no se trata de gafas reales, sino de un tubo de plástico hueco que se conecta a la botella de oxígeno en un extremo y tiene un bucle con dos orificios adyacentes en el otro extremo. El oxígeno fluye desde allí hacia el paciente, más concretamente, hacia su nariz. La cantidad se puede ajustar en la botella de oxígeno.

Me concentro para recordar lo que aprendí en el período de formación. A través de las gafas hay que administrar como máximo seis litros por minuto. De lo contrario, la mucosa nasal se resecaría. Y a nuestro paciente, en su estado, no le conviene, porque la función del oxígeno es facilitar la respiración, y no dificultarla. Podría usar la máscara. Pero entonces debería administrar como mínimo seis litros o más; de lo contrario, la cantidad que llegaría al paciente no sería suficiente. Estoy confundido. Puede que no reciba suficiente oxígeno con las gafas, pero la máscara produce a menudo una sensación desagradable. Sopeso las opciones y decido que el paciente tendrá que lidiar con la sensación desagradable de la máscara.

Stefan empieza nuestra intervención recopilando datos sobre el paciente con un breve cuestionario, la denominada *anamnesis*:

«¿Siente dolor? Si es que sí, ¿dónde?»

«Aquí», jadea el hombre, señalando el lado izquierdo del pecho.

«¿Es alérgico a algo?»

«¡No!»

«¿Toma medicamentos con regularidad, o ha tomado alguno hoy?»

«¡No!»

«¿Tienes otras enfermedades?»

«Sí, diabetes.»

«¿Tipo 2?»

«Sí —tose—. Tipo 2.»

«¿Toma insulina?», le pregunta mi colega.

«Ah, sí…, pero solo una pequeña inyección antes de cada comida.»

¡Ay! Ya me lo advirtieron durante la formación, y ahora está ocurriendo en mi primer servicio de urgencias. Es muy, muy habitual que, preguntados por si toman alguna medicación, los pacientes afirmen con total convicción que no toman ninguna. Todavía hoy no sabría explicar por qué es así. Parece que, para muchas personas, el consumo regular de medicamentos es un ritual de la misma categoría que cepillarse los dientes por la mañana. Así, una píldora o incluso el contenido de una jeringa les parecen lo mismo que el azúcar que se ponen todos los días en el café. Esta actitud no es, de ningún modo, un engaño intencionado, pero en un caso de urgencia puede ser peligroso en extremo.

Stefan sigue con su anamnesis: «¿Alguna vez ha tenido problemas respiratorios u otras enfermedades que vayan más allá de un resfriado o de la diabetes?»

«¡No, solo diabetes!», responde el paciente con resolución.

Pero de repente, como si surgiera de la nada, su esposa, que, lenta pero segura, se ha acercado por el pasillo hasta una distancia al alcance de la voz, toma la palabra. «¡Cuéntales lo de la angina de pecho! —dice ella—. ¡La angiiinaaaa!»

El hombre mayor pone los ojos en blanco, un poco molesto. Nos cuenta que le diagnosticaron una angina de pecho[9] hace dos años, pero que ya no está tomando ningún medicamento para ello. Había tenido problemas de respiración de vez en cuando, pero había sido algo puntual, y nunca tan grave como ahora.

Mientras Sina le pone un tensiómetro para comprobar su presión arterial, yo le ofrezco la máscara de oxígeno, que literalmente me arranca de la mano y con la que se presiona la boca y la nariz. Decido conformarme por ahora con ocho litros por minuto. Mediante un pulsioxímetro, le mido en un dedo la saturación de oxígeno de la sangre, que todavía es bastante normal. Pero la presión arterial y la frecuencia cardíaca están elevadas. Podría ser debido al estrés, pero también podría tener una causa más grave. Dolor en el pecho, ahogo y problemas cardíacos anteriores. Es entonces cuando suenan todas las alarmas.

---

9. La angina de pecho, (en latín *angina pectoris* o *angor pectoris*) es un trastorno circulatorio temporal del corazón que a menudo ocurre en conexión con el estrechamiento de las arterias coronarias.

Mientras mi compañero hace un electrocardiograma, yo preparo una solución para terapia intravenosa. Las primeras líneas del electro ya confirman la sospecha: ¡infarto de miocardio!

Han pasado casi dos minutos desde que llegamos, y el estado del paciente se está deteriorando a marchas forzadas. Cada vez respira con mayor dificultad, y aunque no hemos bajado la guardia y hemos actuado sin perder un segundo, la saturación de oxígeno en la sangre sigue estando bajo mínimos. Mis compañeros hacen todo lo que pueden para ayudar, y yo estoy en lo más duro del combate, bastante desvalido. Sigo todos los protocolos, preparo la aguja y el desinfectante para acceder a la vena. Cuando Stefan le pone la cánula, el hombre que tengo sentado ante mí pálido y con los labios azulados me mira angustiado. Su presión sanguínea está bajando, su electrocardiograma está cada vez más embarullado, su estado de ánimo va decayendo por momentos.

Mi compañero habla con él, trata de calmarle, mientras el hombre no deja de mirarme fijamente. Sus ojos me gritan: «¡Ayúdame!»

Nunca me había sentido tan incómodo como en ese momento. En mi cabeza reina el caos más absoluto. ¿Qué más podemos hacer? ¿Qué más puedo hacer yo? ¿Mi abuelo sufrió del mismo modo? La mirada del hombre está clavada en mí. Por un momento, tengo la sensación de que quien me está mirando es mi abuelo. Entonces, de repente, el paciente se inclina hacia un lado y pierde el conocimiento. Antes de que se resbale del sofá, Stefan lo atrapa y lo deja deslizarse suavemente sobre la alfombra.

Un corto chequeo: respiración presente, sin conciencia. Recuerdo el texto del manual y actúo para crear una posición lateral estable y adecuada para la succión. Bomba de succión fuera de la mochila, catéter de succión en la parte superior. Una comprobación rápida, y ya está. Si el hombre vomita, podré succionar el vómito en poco tiempo y así limpiaré su boca y su garganta.

La esposa se sienta tranquilamente en una silla junto a la puerta de la sala de estar. Desde fuera oímos el aullido de una sirena: llega el médico de urgencias, al que hemos llamado. ¡Gracias a Dios! Sina le pide a la mujer que abra la puerta. Cuando esta sale de la habitación, sucede. Suena un bip estridente, las líneas del ECG empiezan a saltar. ¡Fibrilación ventricular! Un estado en que los músculos de los ventrículos se contraen y relajan tan rápidamente, y sin un ritmo ordenado, que el corazón ya no bombea sangre.

Stefan inicia inmediatamente la reanimación, Sina prepara el desfibrilador, yo retiro el envoltorio del equipo de intubación. En ese momento, el médico de urgencias entra en la habitación. Mi compañero le explica la situación rápidamente, y luego empezamos. Desfibrilamos al paciente, es decir, mediantes fuertes impulsos eléctricos, intentamos obligar a su corazón a que vuelva a su ritmo normal. Al mismo tiempo, le insertamos un tubo en la tráquea y lo ventilamos artificialmente, además de administrarle abundante medicación. Durante tres horas, tratamos de mantenerle vivo, pero es en vano. Mi primer servicio de urgencias ha sido un desastre.

Esa noche, cuando regresamos al puesto de socorro, nuestro reemplazo, el turno de noche, ya nos está esperando. Mis compañeros se encargan de entregar el coche, y yo emprendo mi camino de vuelta a casa muy abatido. Me pregunto si he cometido algún error, si se podría haber hecho algo más. ¿Este trabajo es adecuado para mí? ¿Puedo soportar ver morir a los pacientes una vez tras otra?

En cuanto llego a casa, me pongo a estudiar por enésima vez todos los capítulos sobre ataques cardíacos de mi colección de libros y a continuación resuelvo los problemas. Esta inseguridad es nueva para mí. Necesitaré algo de tiempo para averiguar que, definitivamente, no cometimos ningún error. Tengo que aceptar el hecho de que ni siquiera un paramédico puede salvar a todos los enfermos.

La barca se escora

Un corazón humano sano tiene el tamaño de un puño. En función del estado de entrenamiento de la persona y del volumen total de su cuerpo, en un adulto pesa entre 230 y 280 gramos. Está formado principalmente por células del músculo cardíaco, los llamados cardiomiocitos, que pueden dividirse en dos tipos, entre los cuales, igual que en el servicio de un hospital, existe una estricta jerarquía.

Por un lado, son las células de los músculos que realizan el trabajo real de los latidos del corazón mediante la contracción de dichas células. Aunque son mayoría, no pueden escapar de la constante tutela de otro tipo de células, las del sistema de transmisión nerviosa. Estas últimas originan y transmiten el impulso eléctrico a las células del miocardio en funcionamiento y, por lo tanto, también son las que marcan el ritmo, es decir, los cadenciómetros. Como el timonel y los remeros de un bote de carreras.

Sin embargo, los dos tipos de células no solo se diferencian por su función, sino también por su aspecto. Los cadenciómetros son un poco mayores y más claros, muestran una palidez aristocrática y, con una regularidad impresionante, se encargan de mantener constante el latido, que en reposo es de 60 a 80 veces por minuto. Siempre que estén sanas y trabajando.

A diferencia de otros órganos, el corazón tiene dificultades para regenerarse. En comparación con el hígado, que renueva sus células muy rápidamente, y los pulmones, que también lo hacen, aunque mucho más lentamente, en este aspecto nuestra bomba es casi el colista. En el transcurso de su vida se renovarán menos de la mitad de sus células.

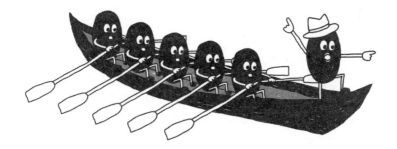

Sin embargo, en todo momento tiene los cardiomiocitos suficientes. Se estima que solo el ventrículo izquierdo consta de seis mil millones de tales células. Si se quisiera mirar cada uno de estos cardiomiocitos en el microscopio durante medio segundo, se tardaría casi dos siglos. Por supuesto, sin dormir, sin comer y sin descansar. ¡Guau! ¡Cuántas células! Naturalmente, la pregunta que surge ahora es: ¿de dónde obtiene el corazón toda la energía necesaria para mover entre cinco y seis litros de sangre cada minuto, incluso en reposo? La respuesta es simple: el corazón es autosuficiente.

Poco después de que la sangre haya salido del ventrículo izquierdo en dirección a la circulación sistémica, puede tomar tres rutas posibles. La mayor parte fluye a través de la aorta hacia abajo para dirigirse a los órganos internos, los brazos y las piernas. Para ello, la sangre pasa brevemente a través de dos salidas que hay justo detrás de la válvula aórtica y que conducen a las arterias coronarias derecha e izquierda, que, dividiéndose en numerosas ramas más pequeñas, suministran nutrientes al propio tejido cardíaco.

A primera vista, su recorrido parece muy similar en la mayoría de las personas, pero si se observa de cerca, es muy distinto. Exactamente igual que los árboles de hoja caduca. A primera vista, todos parecen iguales: el tronco en el medio, unas cuantas ramas, muchas hojas. Hasta que no se observan más de cerca no se aprecian sus características distintivas; por ejemplo, el tipo de ramificaciones, la forma de las hojas y las flores.

El roble que tengo frente a mi ventana se corresponde con el tipo de suministro para vasos coronarios denominados «de aprovisionamiento». En un tipo de suministro izquierdo, la arteria coronaria izquierda suministra oxígeno y nutrientes a la pared posterior del corazón, mientras que en un tipo de suministro derecho lo hace la arteria coronaria derecha. La variante más común, en la que las dos arterias coronarias realizan el suministro a partes iguales, se denomina tipo intermedio.

Además de ramificaciones, las arterias coronarias también forman anastomosis, que son conexiones entre los vasos, a fin de que todas las áreas de los músculos del corazón reciban la mejor alimentación de sangre posible. Por desgracia, estas anastomosis casi nunca son suficientes para formar un circuito colateral cuando se bloquea un vaso sanguíneo mayor, lo que haría posible suministrar oxígeno al tejido del músculo cardíaco por la vía alternativa. Cuando tiene lugar esa oclusión, hablamos de un ataque cardíaco.

¿Qué sucede exactamente en ese momento? Un vaso coronario o una de sus ramificaciones se cierra, generalmente debido a un coágulo de sangre o a un depósito de grasa o placa en la pared.[10] Se trata de una «obstrucción vascular» grave, por lo que los músculos involucrados en este trabajo y el sistema de conducción ya no reciben suficiente sangre. Y la insuficiencia del suministro lleva a la muerte del tejido cardíaco.

Las consecuencias pueden ser muy distintas según la ubicación y el tamaño del área que la arteria congestionada suministra. En el peor de los casos, el corazón deja de latir inmediatamente. Cuando los remeros dejan de remar, el bote gira en círculo o se detiene completamente. Si el timonel abandona sus funciones, todos reman como unos posesos, pero el bote no avanza ni un palmo. A veces, sin embargo, el suministro deficiente solo se manifiesta en pequeñas irregularidades en los latidos del corazón, y los ataques cardíacos muy leves a menudo ni siquiera se perciben.

La oclusión vascular que causa un suministro insuficiente de la musculatura cardíaca derecha a menudo se manifiesta como una congestión en las venas del cuello, porque la sangre que fluye desde las venas del cuello hacia el corazón no puede ser bombeada con la rapidez suficiente desde la mitad derecha del corazón hacia la circulación pulmonar, y entonces se acumula. Y ¿a quién le gusta estar en un atasco?

---

10. Arteriosclerosis; más sobre el tema a partir de la página 80, «¡Esto se está estrechando!»

Por el contrario, un suministro insuficiente de los músculos cardíacos del lado izquierdo a menudo conduce a la acumulación de líquido en los pulmones, el denominado *edema pulmonar*. Su origen es también una acumulación y el atasco de la sangre, pero en este caso en la vena pulmonar y hasta llegar al tejido pulmonar. Allí, el aumento de la presión provoca que el líquido sea presionado desde los capilares de los alvéolos pulmonares hacia la parte del pulmón que normalmente solo contiene aire. Lo que puede resultar tan evidente que ni siquiera se necesita un estetoscopio para escuchar el burbujeo de los pulmones. En casos particularmente severos, los pulmones están tan llenos de espuma, que los pacientes deben toser con todas sus fuerzas para deshacerse de ella. Se trata de un asunto bastante desagradable, no solo para la persona afectada, sino también para el personal de los servicios de socorro.

Mientras no haya un médico de urgencias en el lugar, en este tipo de situaciones las manos de un paramédico están atadas. No puede hacer mucho más que ser un socorrista no cualificado. Claro, un paramédico puede administrar oxígeno, pero un socorrista también puede abrir la ventana para facilitar la respiración. Si los síntomas de la obstrucción del vaso son tan severos que el corazón deja de latir, cualquier persona que encuentre al pobre paciente (no solo los médicos capacitados) debe comenzar la reanimación inmediatamente. Por supuesto, sería bueno recordar al dedillo el último curso de primeros auxilios, pero incluso una reanimación incorrecta siempre es mejor que ninguna.

Además, hay un factor de una importancia extraordinaria que no tiene nada que ver con los conocimientos médicos, los aparatos o las descargas eléctricas. Se trata de asistir y acompañar al paciente. A menudo, los pacientes con ataques cardíacos están aterrorizados. Pero cuanto más asustada está una persona, más estresada está, con el resultado de que su ya débil corazón late aún más deprisa. Y eso puede dar su final. Por lo tanto, es crucial conseguir que el tiempo de espera hasta que llegue la ayuda sea lo más agradable posible y trasmitirle un máximo de paz y tranquilidad. Porque si el paciente se siente atendido con empatía e incluso afecto, automáticamente se siente mejor. En cambio, si su acompañante está agitado y nervioso, él también se sentirá cada vez más inseguro. Si, por otro lado, el acompañante está entendiendo las necesidades del paciente, ya se habrá conseguido mucho. Si tiene frío, se le arropará con una manta, y si no puede respirar, se abrirá la ventana. Y si tiene un aspecto particularmente pálido, por favor, no hay que restregárselo por las narices. Se ha demostrado que estas sencillas medidas aumentan las posibilidades de supervivencia incluso en casos en apariencia desesperados.

Lo mismo puede aplicarse, por supuesto, a un paciente con derrame cerebral. Este término aparecerá unas cuantas veces, así que me gustaría explicarlo brevemente. El accidente cerebrovascular[11] es casi lo mismo que un ataque cardíaco, solo que en otro órgano. Nuestro cerebro está recorrido por una red de vasos sanguíneos que le suministran sangre. Este sistema de irrigación es muy importante, porque nuestra central de pensamiento consiste en células nerviosas que solo pueden funcionar si la sangre les proporciona suficiente oxígeno. Si un vaso sanguíneo del cerebro se bloquea, se agrieta o estalla, una parte del cerebro dejará de recibir sangre y morirá, a menos que la obstrucción se elimine inmediatamente. De manera análoga a un ataque cardíaco, el derrame cerebral también se denomina *infarto cerebral*.

Un accidente cerebrovascular puede tener efectos muy dispares según el vaso sanguíneo y la zona del cerebro que quede afectada. Las pequeñas oclusiones a menudo no se notan en absoluto, pero si el área subabastecida es la responsable de nuestro lenguaje, entonces la persona afectada hablará de un modo incoherente y confuso, y a veces incluso dirá cosas totalmente inconexas, o dejará de hablar del todo. Si el infarto cerebral es de este tipo, no tienes mucho tiempo para eliminar la congestión. Al cabo de pocas horas, el daño no podrá remediarse y será irreversible, porque, igual que le sucede al corazón, es muy difícil que el cerebro se regenere.

Por supuesto, lo mejor es no tener nunca un ataque al corazón, ni de un tipo ni de otro. Porque, por muy buenos que sean la atención y el apoyo, siempre resulta desagradable y peligroso. Y el riesgo de sufrir un ataque al corazón se puede reducir. Excepto cuando se trata de factores

---

11. Recibe muchos nombres: *infarto cerebral, derrame cerebral, accidente cerebrovascular, ataque cerebrovascular* o *apoplejía* (del latín *Apoplexia cerebri*).

sobre los que no tenemos capacidad de influencia: la predisposición y el género. Los hombres sufren un ataque cardíaco con mucha mayor frecuencia que las mujeres. El riesgo para las mujeres solo aumenta tras la menopausia, debido al cambio de su equilibrio hormonal. Pero también hay otra serie de factores sobre los que se pueden influir y que aumentan enormemente el riesgo de sufrir un ataque cardíaco. Evitarlos reduce el peligro. ¡Puede ser así de sencillo!

CUANDO EL CORAZÓN JUEGA A LA RULETA RUSA

Todo sobre la relación
entre el tabaco, el alcohol
y la salud cardíaca

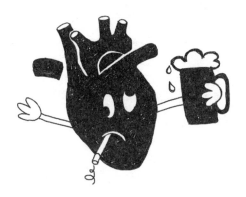

Una carretera asfaltada que lleva al corazón

¿Por qué gastamos miles de euros en algo que nos hace oler mal e incluso apestar, temblar solos en invierno ante la puerta de un bar y morir desmesuradamente pronto? ¿Por qué pasar una tarde entera en un pub, lo que para nuestro sistema cardiovascular significa ni más ni menos que puro estrés, nos parece una diversión?

La culpa es de la dopamina, la hormona de recompensa de nuestros cerebros. En nuestra cabeza, cada cigarrillo es percibido como una maravillosa recompensa, es decir, para un fumador adicto funciona igual que la inyección para un heroinómano. La comparación que acabo de enunciar es sencilla, pero no servirá de gran ayuda para alguien que intente dejar de fumar. Por fortuna, en este momento aparece el ministro de Sanidad de la Comunidad Europea: «Fumar envejece la piel» ¡Toma! ¡Eso sí que es tocar la fibra sensible! Después de leer este mensaje aterrador por primera vez, me sentí mal hasta la extenuación, y el siguiente cigarrillo que fumé no me sabía a nada. Pero ¿fue de ayuda? Por supuesto que no, porque en un caso así lo que hace un adicto es, simplemente, aumentar la dosis de droga para forzar la esperada sensación de recompensa que antes le habían estropeado las malas noticias.

Debo admitir que soy el peor ejemplo en lo que a fumar se refiere. En las clases de anatomía he visto pulmones de fumadores tan negros como la calzada de una carretera; en mis servicios de urgencias he conocido a personas que, debido a su consumo de cigarrillos, sufrían las enfermedades pulmonares crónicas más graves y vivían atadas a una silla de ruedas o incluso a la cama. Pero todo eso no ha sido suficiente para evitar que de vez en cuando fumara algún cigarrillo y bebiera cerveza. Fumar es una de esas pocas acciones que realmente no nos aporta nada, salvo una muerte cara, pero socialmente aceptable. Como fumador, juegas a la ruleta rusa sin pasar el arma a nadie. Y los pulmones no son el único órgano que sufre por las más de 4.000 toxinas presentes en el humo del tabaco.

Pero ¿qué sucede exactamente cuando fumas y cómo puede causar tanto daño a tu cuerpo? ¡Cáncer! Es la palabra que viene en mente al instante. De todas las sustancias que se inhalan de un cigarrillo, al menos 40 son cancerígenas. El mayor riesgo es el de padecer un tumor que comúnmente se conoce como cáncer de pulmón y, en terminología médica, carcinoma bronquial. Las células que hay dentro de los bronquios se han quedado tan rígidas que ya no pueden realizar sus funciones. Para reemplazar la pérdida, las células afectadas están ocupadas multiplicándose todo el día. Se dividen sin cesar, cada vez más, hasta que el tumor que se desarrolla va dificultando más y más la actividad pulmonar. Y cuando las células llegan también a otros órganos a través la sangre —se dice entonces que el tumor ha hecho metástasis—, todo nuestro cuerpo se ve afectado hasta que, finalmente, morimos de las consecuencias. Sabiendo eso, ¿cómo podemos ser tan estúpidos y seguir fumando?

La culpable es la nicotina. En pequeñas dosis, proporciona una moderada liberación de adrenalina, la conocida hormona del estrés que nos hace estar más despiertos, elimina la sensación de hambre y aumenta la atención. ¡Una gran droga natural! Sin embargo, su efecto más determinante es la mencionada liberación de dopamina en el cerebro. También provoca que nuestro corazón lata más rápido y que la presión arterial aumente.

Cuando tenía 18 años, hice un autoexperimento sobre los efectos vasoconstrictores del humo del cigarrillo. Un conocido mío tenía una cámara de imágenes térmicas, y con ella fotografié mi propia mano mientras fumaba. Antes de encender el cigarrillo, la temperatura de la superficie de la piel era de 32° Celsius. Después de la primera calada ya bajaba a 30°. Y cuando terminaba de fumarme todo el cigarrillo, la temperatura de mi mano se estabilizaba entre 28° y 29°.

Además de nicotina, el humo del tabaco también contiene alquitrán y monóxido de carbono. Este último es un gas incoloro e inodoro que se une a los glóbulos rojos limitando ampliamente su capacidad de absorber oxígeno. Porque el monóxido de carbono absorbe los eritrocitos (seguro que lo recuerdas, los eris) mucho más fácilmente que el oxígeno. En el peor de los casos, el gas desplaza el oxígeno de las células sanguíneas hasta tal punto que la deficiencia de oxígeno resultante se convierte en una amenaza para la vida. Por eso bastantes suicidas se quitan la vida dirigiendo los gases de escape de los automóviles, que contienen monóxido de carbono, hacia el interior del vehículo cerrado e inhalándolos.

La sustancia que oscurece el moco cuando los fumadores tosen es el alquitrán. Se deposita en los cilios de los pulmones. En realidad, tienen la misión de transportar el moco y los pequeños cuerpos extraños inhalados, como el polvo, mediante un movimiento ondulatorio permanente (que parece un campo de trigo sobre el que sopla el viento) hacia la garganta, la nariz y la faringe, en definitiva, fuera de los pulmones. Sin embargo, el humo de un solo cigarrillo paraliza estos pelillos durante varios minutos. Por lo tanto, si fumas con frecuencia y durante todo el día, en los pulmones se acumula una gran cantidad de material, lo que aumenta el riesgo de infección, es decir, nuestro órgano respiratorio enfermará con más frecuencia.

La nicotina y el humo del tabaco también aumentan la presión arterial, disminuyen la concentración sanguínea de colesterol HDL, el «bueno», y aumentan la del colesterol LDL, el «malo».[12] Además, la sangre se vuelve más viscosa y la pared interna de los vasos resulta dañada. Esta es una de las principales causas de arteriosclerosis. Una verdadera envoltura negativa con consecuencias perjudiciales para nuestro sistema cardiovascular. No es de extrañar que, en Alemania, entre 110.000 y 140.000 personas mueran cada año debido a los efectos del tabaco.

Si el hábito de fumar se combina con otros factores de riesgo de ataque cardíaco, como tener la presión arterial alta, pasarse la vida tirado en

---

12. Sobre el colesterol se habla en detalle a partir de la página 109: «¿El conejo de Pascua debería ser vegetariano?»

el sofá viendo la tele, conocer a todos los empleados de McDonald's de la ciudad por su nombre de pila y aumentar el nivel de colesterol en la sangre, el riesgo de sufrir enfermedades cardíacas y vasculares graves es enorme. Además, fumar es una de las principales causas de la enfermedad arterial oclusiva periférica (pAVK, por sus siglas en inglés), que comúnmente se conoce como *pierna del fumador*.

Quienes padecen esta dolencia tienen los vasos sanguíneos de las piernas tan dañados por los depósitos de grasa y placa que les es difícil caminar distancias largas. Por lo tanto, se ven obligados a hacer una pausa cada pocos metros. Y como parece que van deteniéndose al pasar por delante de cada escaparate, el pAVK también se denomina la «enfermedad de los escaparates». No dudo que un paseo para mirar escaparates puede ser distraído; sin embargo, en el peor de los casos el tejido con menos circulación sanguínea muere y debe ser eliminado en el quirófano.

Además, el humo del tabaco debilita en gran medida nuestro sistema inmunológico. Aunque estadísticamente los hombres fuman más y sufren enfermedades vasculares más a menudo, para las mujeres fumar puede ser cualquier cosa menos inofensivo. Especialmente para las mujeres que toman la píldora anticonceptiva, pues esta también puede fomentar la aparición de oclusiones vasculares causadas por trombosis. Si una mujer fuma y toma la píldora, está combinando dos factores negativos y, por lo tanto, aumentando considerablemente el riesgo de enfermedad.

Así que, en lo que a fumar se refiere, solo hay una decisión correcta: ¡dejar de fumar lo antes posible! Si lo consigues, harás algo realmente positivo para tu organismo, aunque hayas fumado durante muchos años. Porque numerosos estudios demuestran que nuestro cuerpo se regenera lenta pero constantemente después del último cigarrillo. Oh, el último cigarrillo... ¡Ese es realmente el mejor!

Los primeros cambios positivos tienen lugar apenas 20 minutos después de la última calada. Pasado ese tiempo, la presión arterial ha vuelto a descender hasta el nivel anterior al cigarrillo. La circulación sanguínea del cuerpo mejora y la temperatura corporal se normaliza de nuevo. Y después de aproximadamente medio día, el nivel de monóxido de carbono en la sangre también está en la zona verde. Nuestras células sanguíneas transportan oxígeno puro de vuelta a las células del cuerpo. Al cabo de solo un día sin un cigarrillo ya has ayudado a tu corazón, lo que reduce de manera considerable la probabilidad de sufrir un ataque cardíaco.

Dos días después de dejar de fumar empezamos a oler mejor, y con esto no solo me refiero al olor corporal que emanamos, sino sobre todo a nuestra capacidad de percibir los olores. Al mismo tiempo, nuestro sentido del gusto se regenera, lo que aumenta enormemente la calidad de vida. ¡Ahora sí que nos puede dejar boquiabiertos el sabor de unos tomates italianos bien maduros!

Al cabo de dos semanas, el rendimiento de los pulmones ya ha aumentado un tercio, y después de solo un mes, los cilios funcionan como antes, y hay que toser bastante menos para eliminar el moco y el polvo de los pulmones. Resultado: con cada respiración se obtiene más aire.

Si han pasado seis meses desde el último cigarrillo, el riesgo de sufrir un ataque al corazón se ha reducido a la mitad. Y si se resiste seis meses más, lo que sumaría un año entero, el riesgo de morir por los efectos del tabaco es la mitad de elevado de lo que era justo después del último cigarrillo. Entonces ya habrá pasado lo peor. Sin embargo, el riesgo de recaída persiste durante años.

Hablo por experiencia personal. Mientras estudiaba bachillerato y durante mi formación como paramédico, no fumaba. Pero cuando empecé a estudiar en Viena, una sola calada me llevó de vuelta al punto en el que me encontraba justo después de dejar de fumar. Por desgracia, tenemos una memoria particularmente buena para las adicciones. Incluso pasados varios años, nuestro cuerpo todavía recuerda lo bien que se sentía conviviendo con la adicción. Lo que olvida muy deprisa son sus graves consecuencias. Nuestros cerebros están ávidos de dopamina.

Pero, por fortuna, las personas pueden ser más fuertes que sus instintos. Si se consigue dejar de fumar, el riesgo de sufrir un ataque cardíaco se reduce al nivel de un no fumador después de 15 años sin un cigarrillo. Así que, realmente, dejar de fumar merece mucho más que un simple propósito.

Tampoco hay que tener miedo de los síntomas de abstinencia al dejar de fumar. Al principio, los problemas de concentración, el aumento de la irritabilidad y, a menudo, la sudoración y los ataques de náuseas complican la vida, pero no dejan de ser buenos síntomas, pues demuestran que el cuerpo está en proceso de adaptación a las nuevas condiciones. Por lo tanto, el lema debe ser: ¡no hagas caso y sigue adelante! Y, después de eso, ¡nunca más!

Menú del día del corazón masculino

Soy un gran fan de pasar la tarde jugando a las cartas con mis amigos. La mayoría de las veces, hacemos algo juntos antes y luego terminamos jugando a las cartas, tomando una cerveza y fumando algún cigarrillo que otro. Pero a menudo no es solo una cerveza. Sin embargo, de lo que raramente hablamos, o más bien lo que siempre evitamos comentar, es lo que sucede cuando al cigarrillo se le añade algo de alcohol. Este dúo tan popular causa mucho más daño al cuerpo que el humo del tabaco por sí solo.

Una expresión que podemos leer sin cesar es la de *binge drinking*, es decir, beber grandes cantidades de alcohol en poco tiempo. En un estudio realizado con estudiantes, un grupo de investigadores de Chicago descubrió que los sujetos que beben en gran cantidad apenas se benefician de ese efecto del alcohol tan a menudo cacareado, a saber, facilitar la circulación sanguínea; todo lo contrario. Para llevar a cabo la investigación se administraron cuatro o cinco bebidas estándar, cada una con 13 gramos de alcohol, en dos horas a un grupo varones de edades comprendidas entre los 18 y 25 años, algunos de los cuales no bebían en absoluto, mientras que otros bebían con regularidad. Esto corresponde aproximadamente a la cantidad de alcohol que hay en una botella de cerveza de 0,33 litros. A continuación, los científicos examinaron en todos los participantes el diámetro de una arteria del brazo.

Se comprobó que los participantes del estudio que no consumían alcohol presentaban una dilatación del vaso sanguíneo examinado, tanto sin como con estimulación mediante medicamentos. Por el contrario, la vasodilatación de los alcohólicos que declararon haber experimentado una «intoxicación etílica» unas seis veces al mes en los últimos años funcionó claramente peor.

Puede leerse a menudo que tomar una o dos copas de vino por la noche es beneficioso para la salud, especialmente para el corazón y los vasos sanguíneos. Pero concluir que el alcohol es una sustancia preventiva es un error fatal. No es un remedio casero, sino una sustancia adictiva que aumenta el riesgo de sufrir enfermedades del músculo cardíaco, arritmias y daños en los distintos órganos.[13] Además, el hígado se ve muy perjudicado por el consumo excesivo de alcohol, lo que a su vez puede tener efectos directos en el sistema de vasos sanguíneos.

Varios estudios del corazón demuestran que alrededor del 40 por ciento de los daños sufridos en el músculo cardíaco se deben al alcohol, pues este provoca, de un modo similar al que haría un ataque cardíaco, la muerte de los tejidos cardíacos y, por lo tanto, enfermedades cardíacas potencialmente mortales. Los alcohólicos también tienen un sistema inmunológico debilitado. Su ejército de células de defensa ya no funciona tan bien como antes de su adicción. En consecuencia, aumenta el riesgo de infección, que puede propagarse al corazón.

Aunque lo cierto es que el cuerpo entero se resiente del abuso del alcohol. El cerebro sufre lesiones, y en algunos hombres no solo se encoge el cerebro, sino también los testículos. La digestión también se ve negativamente afectada por el alcohol. Incluso los no alcohólicos que alguna vez hayan bebido demasiada cerveza en una fiesta se dan cuenta de ello a la mañana siguiente en el baño. Salga del orificio corporal que salga, por lo general es de una fluidez muy desagradable. Muchos bebedores empedernidos ya casi no comen, ya no toleran la comida. El caso es que una nutrición saludable para el corazón incluye bastante más que lúpulo, malta, trigo o cebada.

---

13. Por ejemplo, en el síndrome del «Holiday Heart». Para mayor información, consultar a partir de la página 131: «Cuando las vacaciones se convierten en un sufrimiento para las aurículas».

Dicho esto, una persona sana sin enfermedades previas que consuma una copa de vino con las comidas no comete ningún delito, e incluso una cerveza en una buena compañía es fácilmente tolerada por un cuerpo en forma.

Leer los posos de café en el suelo

El sonido de la sirena ensordece los ruidos del tráfico. Estamos en medio de la calle, pero no nos movemos. El camino está bloqueado porque alguien está aparcando delante de nosotros con toda la tranquilidad del mundo. Thomas, mi compañero, toca el claxon de la ambulancia con vehemencia para poner el énfasis necesario a nuestro deseo de avanzar. Sin embargo, el sonido de la bocina queda ahogado por el de la sirena, mucho más potente.

«Buena idea… —murmuro—, si no se da cuenta de que le estamos acuciando con la sirena, el leve aullido de la bocina le hará reaccionar…»

Ambos nos reímos un poco. Es casi macabro que hagamos este tipo de bromas en una salida en servicio de urgencias. Pero a menudo, el comportamiento de otros usuarios de la calle cuando se encuentran con una ambulancia es realmente rocambolesco. En mis primeros servicios todavía me sulfuraba cuando los conductores no nos dejaban pasar, nos arrebataban el derecho de paso o hacían maniobras temerarias. Pero con el paso del tiempo me he ido resignando: no es bueno para el corazón estresarse por algo así.

¡Por fin! El coche ha ya entrado en su plaza de aparcamiento y el camino está despejado. Así que hay que seguir nuestro camino tan pronto como podamos. Una pequeña pantalla situada en el salpicadero nos indica la dirección y los datos del primer paciente. Varón, 55 años. Sospecha: hemorragia gastrointestinal con vómitos. Durante los servicios de urgencias hay que lidiar con sangre constantemente. La sangre que se extrae del paciente. La sangre que, como en un infarto, no puede llegar a una parte del cuerpo, o la sangre que, como en una hemorragia cerebral, sigue dentro del paciente, pero en el lugar equivocado.

A veces también se trata de la sangre que emana de una persona enferma, a veces lentamente y como destilándose, a veces más rápido, y no pocas veces goteando o en chorro abundante. Al fin y al cabo, algunos de nuestros vasos sanguíneos son más gruesos que un bolígrafo. Si se lesionan, sale de ellos un torrente sanguíneo de hasta un metro de largo. Si es de un rojo intenso, se puede deducir que se trata de una lesión arterial; si presenta un color entre oscuro y azul, por lo general proviene de una vena.

La causa de hemorragia es bastante clara cuando se trata de una lesión por amputación; en estos casos no es necesario haber estudiado medicina. Sin embargo, también hay hemorragias cuyo origen no es tan fácil de localizar. Por ejemplo, en las lesiones de estómago y de intestino, lo que en términos médicos se denomina, para abreviar, *sangrado gastrointestinal* o *sangrado GI*. Pueden ser muy peligrosos, aunque no siempre lo son.

Entramos en una pequeña urbanización de casas prefabricadas y enseguida encontramos la dirección. Nos detenemos, salgo y abro la puerta corrediza de la ambulancia, detrás de la cual nuestra mochila de emergencia está esperando para entrar en acción. Cargando con todo el equipo, subimos las escaleras a grandes zancadas. Como precaución, me pongo los guantes, y Thomas hace lo mismo. Al llegar arriba, algo faltos de aliento, encontramos a una mujer en la puerta de la vivienda.

«Hola, me llamo Von Borstel, y mi colega se llama...»

Me interrumpe: «Mi marido está en el baño. ¡Vomita sangre!» La mujer parece comprensiblemente preocupada.

Desde el interior nos llega una profunda voz de hombre: «¡Vomito sangre a chorros!»

Seguimos a la mujer hasta el baño, donde su marido, arrodillado ante la bañera, se sostiene con las manos y mira hacia abajo, muy pálido. En el borde de la bañera aparecen manchas de sangre. Nos acercamos al hombre y empezamos el protocolo estándar. ¿Le duele algo? ¿Tiene alguna alergia?

¿Toma alguna medicación? ¿Sufre o ha sufrido alguna enfermedad previa (historial del paciente)? ¿Le ha sucedido esto antes? ¿Cuándo ha comido por última vez? ¿Ha sufrido alguna enfermedad destacable? El llamado «cuestionario SAMPLE» no es una mala pauta para entrevistar a un paciente, pues en poco tiempo se puede conseguir una buena visión general.

Mientras le hago las preguntas, Thomas prepara el gotero, yo voy tomando la tensión arterial y el pulso y me hago una idea del estado del paciente. El cuestionario no ha mostrado nada anormal destacable, pero hace cinco años tuvo una úlcera estomacal que en la actualidad se considera curada. A pesar del color pálido de su piel y de su baja presión sanguínea, se ve bastante en forma y orientado. Sin embargo, de vez en cuando no puede reprimir las náuseas. Lo que me sorprende es que en la bañera, aparte de algunas manchas de sangre, no se vea nada.

«¿En qué lugar le han empezado estos vómitos? —pregunto—. Necesitaría verlo.»

«¿De verdad quiere verlo?, me pregunta el hombre, y me sonríe torciendo las comisuras de los labios, teñidas de rojo.»

«Es lo mejor, por lo que pudiera ser.»

La mujer me lleva a la cocina, en cuyo suelo nos espera un pequeño charco de unos 15 cm de diámetro. Una sangre de color rojo oscuro con grumos aún más oscuros del tamaño de una alubia. Me aseguro de que no sean alubias y los recojo. ¡Es sangre coagulada!

Vuelvo al baño. Allí, mientras tanto, mi compañero ha colocado una vía en la vena, el gotero está conectado y ha surtido su efecto de estabilizador de la circulación. El hombre vuelve a tener color, incluso pregunta si puede levantarse, pero mi compañero le aconseja que no lo haga. El peligro de desmayarse una vez que vuelva a estar de pie es demasiado alto.

Hay que tomar una decisión. ¿Esperamos al médico de urgencias o vamos directamente al hospital sin él? Transportar a este paciente sin un médico puede ser arriesgado, pero esperar demasiado tiempo hasta que llegue el médico, también. El médico de urgencias todavía tardará un poco; si empezamos ahora estaremos en la ambulancia en tres minutos, y en cuatro más habremos llegado a la sala de urgencias del hospital más cercano. Nos ponemos en marcha.

No han pasado ni 15 minutos y ya hemos completado la entrega al médico de guardia en la sala de urgencias. Hemos realizado una buena intervención sin problemas. En el camino de regreso al puesto de socorro, decidimos hacer una breve parada en una panadería. En cuanto nos detenemos, echamos un vistazo a la pantalla, que empieza a sonar de nuevo.

«Ya volveremos más tarde», suspira Thomas.

Servicio de urgencia otra vez. Hombre, 53 años. Sospecha: hemorragia digestiva, vómitos. ¿Estoy teniendo un *déjà vu*? ¿Es el mismo mensaje? No exactamente, la dirección y la edad son diferentes. Así que hay que encender los intermitentes, poner en marcha la sirena y salir volando. Por suerte, ya no hay tanto tráfico. En un momento dado, me pregunto de qué conozco yo el nombre y la dirección del paciente.

«¿Te suena de algo este nombre?», le pregunto a Thomas.

Enseguida tengo la respuesta: «El otro día tuvo una poliintoxicación[14] con convulsiones». Quiere decir intoxicación por varias sustancias a la vez. De repente, aparece ante mi vista con toda claridad. He estado antes allí, pero debido a una herida en la cabeza relacionada con violencia doméstica y alcohol. Era la policía, que también había acudido al lugar de los hechos, quien había reclamado nuestra presencia.

Lo cierto es que hay hogares que los paramédicos deben visitar con más frecuencia que otros. Esa dirección es una de ellas. Allí viven un hombre de unos 50 años y su esposa. Con estos dos nunca sabes lo que te espera. Son algo así como el huevo sorpresa de los paramédicos. Solo que sin juguete y sin chocolate.

Una vez que se detiene la ambulancia, todo funciona casi automáticamente. Abres la puerta, cargas con la mochila y el oxígeno y te diriges a la puerta principal. En este caso también nos recibe la esposa. Parece muy alterada. «Vengan rápido, mi marido está sentado en el salón, escupiendo sangre.» Pero cuando entramos en la sala de estar ya no está sentado, sino acostado en el suelo, boca abajo, delante de un sillón. Detrás

---

14. La poliintoxicación o intoxicación mixta está causada por varias sustancias combinadas que se toman a la vez; por ejemplo, varios medicamentos, pastillas y alcohol o distintas drogas.

de él, el sillón, y junto a él, un cubo volcado desde el que fluye sobre la alfombra un charco de sangre. La sangre es líquida y no está coagulada. El paciente no está consciente y ya no respira. Inmediatamente empezamos a aplicarle las medidas de reanimación, succionamos las vías respiratorias, lo intubamos y empezamos con el masaje cardíaco. Hacemos todo lo que está en nuestras manos, le administramos adrenalina y atropina. Pero sin éxito. Al cabo de unos minutos llega el médico de urgencias. Continuamos los protocolos juntos. Pero por mucho que lo intentemos, el hombre no vuelve en sí. Al final, el médico solo puede certificar la muerte.

Parece extraño que estos dos casos tan parecidos a primera vista hayan tenido finales tan distintos. Ambos pacientes vomitaron sangre, pero el origen fue distinto y muy determinante. Es un problema primordial: cuando acudes de urgencias a auxiliar a un paciente que vomita sangre, al principio no se conoce con certidumbre de dónde proviene. Por supuesto, siempre sale de la boca del paciente, pero nunca se sabe en qué parte del cuerpo se origina la fuga.

Aunque lo más probable es que la sangre se origine en el estómago, los intestinos o el esófago, también podría haber partido de la mucosa nasal y llegar al estómago a través de ella. El origen de la sangre vomitada es decisivo para conocer la urgencia del tratamiento, así como el tipo exacto de procedimiento posterior.

De modo que hay que encontrar ese lugar lo antes posible. Además hay que observar las características de la sangre vomitada. En nuestro primer caso, presentaba grumos, mientras que en el segundo, no. Eso no carece de importancia, ya que la sangre contiene proteínas que en determinadas condiciones pueden acumularse, por ejemplo si entran en contacto con ácido gástrico durante un período de tiempo más prolongado. Sería el caso, por ejemplo, de una úlcera gástrica, cuya causa más frecuente es la colonización de la mucosa gástrica por parte de la bacteria *Helicobacter pylori*. Este diminuto microbio provoca la inflamación de la mucosa gástrica, que ya no podrá proteger la pared del estómago de su propio ácido. Las consecuencias se traducen en lesiones por las que se filtra sangre al estómago.

La experiencia ha demostrado que hay pacientes que deben luchar repetidamente con úlceras estomacales, lo que significa que el riesgo de recaída o, en correctos términos médicos, de recurrencia, es elevado. Puede deberse a factores genéticos específicos, pero también al tabaquismo, al consumo de alcohol y a ciertas drogas. Por ejemplo, las personas que regularmente toman ácido acetil salicílico durante un período de tiempo prolongado tienen cuatro veces más probabilidades de desarrollar una úlcera.

Si la sangre que sale de la úlcera se mezcla con el ácido gástrico, la sangre vomitada tendrá una naturaleza característica similar a los posos del café, como en nuestro primer caso. El diagnóstico en el hospital fue otra úlcera estomacal.

En el segundo caso, el consumo de drogas y, sobre todo, el abuso de alcohol influyeron en la vida cotidiana del paciente. Un estilo de vida que repercute en todo el cuerpo, que resulta enormemente deteriorado, especialmente el hígado. El consumo regular de alcohol puede causar un daño considerable al hígado; en el peor de los casos, el resultado es la cirrosis hepática. Las células hepáticas van muriendo gradualmente y son reemplazadas por tejido conectivo, lo que da al órgano una estructura nodular compacta. Aunque la cirrosis también puede deberse a una inflamación causada por un virus, el alcohol es responsable de aproximadamente la mitad de todas las cirrosis en los países industrializados modernos.

El endurecimiento del tejido va impidiendo cada vez más que la sangre fluya a través del hígado, de modo que esta se acumula en la vena porta, una vena que recoge la sangre rica en nutrientes procedente de los intestinos y la transporta al hígado. El proceso va continuando hasta que se forman conexiones —las llamadas *anastomosis*— entre la vena porta y la vena cava superior, a través de las cuales la sangre fluye directamente al corazón, es decir, sin pasar a través del hígado.

Estas anastomosis se encuentran en varios sitios, incluyendo alrededor del esófago, donde se ensanchan cada vez más debido a la alta presión, y finalmente forman venas varicosas gruesas (varices esofágicas).

Estas pueden estallar fatalmente, causando un abundante derrame de sangre en el esófago. Entonces sigue fluyendo hasta el estómago, de donde enseguida es vomitada de nuevo en forma de oleada. Esta es la razón por la que una aparente hemorragia gástrica puede provenir del hígado de un alcohólico.

Leer los posos de café directamente del suelo y, más en concreto, determinar la estructura del vómito y las condiciones de vida de ambos pacientes proporcionó las indicaciones decisivas para conocer el origen de la sangre. En el primer caso, es difícil determinar si el alcohol jugó un papel importante en el desarrollo de la úlcera. En el segundo caso, sin embargo, es casi seguro que el sangrado fatal fuera el resultado directo de años de abuso de alcohol y otras drogas.

Por supuesto, el alcohol, los cigarrillos y todo aquello que crea en nosotros adicción también nos proporcionan placer. ¡Y pasarlo bien es genial para nuestro corazón! Pero debemos aprender a reconocer cuándo empezamos a hacernos daño a nosotros mismos. Sencillamente, podríamos dejar de tomar una cerveza después del trabajo, pedir un aguardiente menos en el bar y prescindir de los cigarrillos. Desde que se sabe que todos los *cowboys* de Marlboro fallecieron por problemas cardíacos, cáncer de pulmón y otras enfermedades derivadas del tabaco, fumar se ha convertido en algo bastante desagradable.

ATASCO EN EL CORAZÓN

Todo sobre las enfermedades
coronarias, la arteriosclerosis
y la insuficiencia cardíaca

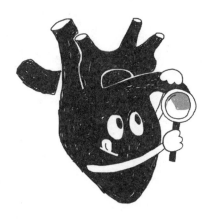

Bloqueo total

Nos guste o no, vivir significa envejecer. No hay forma de detener el proceso. Donde mejor puede apreciarse es en nuestra piel, que con la edad va perdiendo gran parte de elasticidad, se va llenando de arrugas y dice adiós a su tersura. Pero lo que no se aprecia a primera vista es que bajo la piel sucede lo mismo. Como si el envejecimiento superficial no fuera suficientemente trágico. Entre otras cosas, nuestra autopista de vasos sanguíneos pierde gradualmente su resistencia y se vuelve más porosa. Como en una autopista real, se debe al desgaste diario. La única diferencia es que por nuestros vasos sanguíneos no circulan camiones de 40 toneladas, sino que se rompen y se calcifican, lenta pero indefectiblemente, debido a una alimentación poco saludable, el tabaco, el alcohol y la falta de forma física.

La analogía va aún más lejos. Porque, al igual que con un bloqueo completo en la autopista, en nuestros vasos se producen auténticos embotellamientos, causados por la arteriosclerosis, que normalmente se desarrollan a lo largo de muchos años, incluso décadas. Las peores y a menudo definitivas consecuencias son el ataque cardíaco clásico o una muerte por paro cardíaco súbito.

Si la grasa y la placa se depositan en las paredes interiores de las arterias coronarias sin obstruirlas completamente, como sucedería en un infarto, las vías de suministro del músculo cardíaco se van volviendo más rígidas y estrechas. El proceso va continuando hasta que, por sobrecarga del corazón, ya no llega la cantidad suficiente de sangre rica en oxígeno. Aparece entonces una cardiopatía coronaria, que será más o menos grave.

Una consecuencia frecuente es la llamada *angina de pecho* (*angina pectoris* o *angor pectoris* en latín), que suele manifestarse en un ataque. De repente, el enfermo tiene la misma sensación que si alguien le hubiera puesto una correa alrededor del pecho y la hubiera estrechado en exceso. Con toda lógica, la persona afectada, que apenas puede respirar, reacciona a menudo con pánico. Al fin y al cabo, todo parece apuntar a un ataque cardíaco. Pero tras un corto espacio de tiempo, los dolores y los síntomas desaparecen, y todo sigue como antes. Sin embargo, no hay razón alguna para tranquilizarse, pues un ataque de angina de pecho es una estridente señal de alarma de que los vasos coronarios ya se han visto gravemente afectados.

Por desgracia, la causa de la arteriosclerosis no tiene buen tratamiento. Y tampoco revierte por sí sola. Muy al contrario: nuestro «estilo de vida de camión de cuarenta toneladas», como el tabaco y una alimentación poco saludable, suele provocar que los vasos sanguíneos se calcifiquen cada vez más y se desgasten.

Una vez que se ha iniciado el proceso, si no se detiene introduciendo cambios drásticos en los hábitos diarios, solo será cuestión de tiempo que ocurra un síndrome coronario agudo. Este término se refiere generalmente a las enfermedades cardiovasculares y sus síntomas causados por un vaso sanguíneo estrechado o bloqueado. Entre ellas se cuentan la angina de pecho inestable, y también un ataque cardíaco. Pero la arritmia cardíaca, la insuficiencia cardíaca y la muerte cardíaca súbita también pueden estar asociadas al síndrome coronario agudo.

Aunque no hay un desencadenante claro para la cardiopatía coronaria, el riesgo aumenta en función de distintos factores, en algunos de los cuales podemos influir positivamente. Por ejemplo, tratando la diabetes, la hipertensión y el exceso de lípidos en sangre. Fumar y, no menos importante, no hacer ejercicio también son fatales.

Además del infarto de miocardio, las consecuencias de la calcificación vascular pueden ser un derrame cerebral o incluso una demencia vascular[15] cuyo riesgo aumenta con la edad, es decir, deriva de cambios

---

15. Enfermedad vascular del cerebro.

vasculares. Junto a las muchas ventajas de la edad —poseer una sabiduría ilimitada, poder mirar por la ventana todo el día, pasar el día a bordo de un crucero en lugar de en la oficina y tomarse un tiempo antes de contestar el teléfono—, el corazón reserva algunas sorpresas desagradables precisamente para esta etapa de la vida.

¡Esto se está estrechando!

Damas y caballeros, ¿me permiten que les presente a alguien? El azote de los humanos, la arteriosclerosis, más conocida como calcificación vascular. Ahora la cogeremos por el cuello para observarla más de cerca, porque no hay en el mundo ninguna desagradable bacteria, ningún virus insidioso, ninguna arma biológica de destrucción masiva, ni siquiera ningún cantante de grandes éxitos, que obligue a tantas personas a ponerse de rodillas como la constricción creciente de los vasos sanguíneos. Apenas existe otra enfermedad tan extendida.

Su rasgo más perverso es que está larvándose durante décadas, lentamente y sin que nos demos cuenta de nada, y no sale a la luz mostrando síntomas hasta que ya está muy avanzada. A la edad de 25 años, la placa y la grasa ya empiezan a depositarse en nuestras paredes vasculares, y así sigue a lo largo de toda nuestra vida hasta que finalmente los problemas, como el ya mencionado estrechamiento de los vasos, dan la señal de alarma sobre la enfermedad.

Hace algún tiempo, el Instituto Cardiológico de Quebec publicó un estudio en cuyo transcurso se investigó a 168 participantes de ambos sexos de 18 a 35 años de edad, ninguno de los cuales presentaba ningún factor de riesgo de enfermedad cardiovascular. Mediante una tomografía por resonancia magnética, los investigadores buscaron depósitos de grasa en el pecho y el abdomen y revisaron la condición de la arteria carótida, ya que el inicio de la arteriosclerosis puede detectarse en estadios muy incipientes.

Y eso es lo que se confirmó: las personas que participaron en el estudio, incluso las más jóvenes y con aspecto más vital, ya estaban gravemente afectadas por la calcificación vascular. De modo que, si alguna vez has pensado que en el primer tercio de tu vida no tenías ninguna necesidad de preocuparte por tus vasos sanguíneos, siento decepcionarte.

Pero ¿cómo es posible que nuestro cuerpo, que en cientos de miles de años de constante evolución se ha adaptado muy bien a las nuevas condiciones de vida, no pueda hacer nada contra esta enfermedad? No es tan difícil de entender. La arteriosclerosis es una enfermedad que no ha sido relevante para nosotros hasta el siglo pasado. La esperanza de vida, que ha aumentado enormemente en los últimos años gracias al progreso médico, es una causa que no debe subestimarse. En promedio, hoy en día transcurre mucho más tiempo hasta que llega la muerte que en siglos anteriores, el suficiente para que la arteriosclerosis pueda desarrollarse y empeorar con calma.

En la Edad Media, la esperanza de vida era de unos 30 años. Está claro que en este período de vida relativamente corto había muchos menos problemas cardiovasculares, pero más epidemias y, según el concepto actual, más «problemas de dentición», los cuales afectaron a grandes sectores de la población.

Además, nuestros estilos de vida modernos y nuestros hábitos alimenticios contribuyen mucho más al desarrollo de la arteriosclerosis que hace 600 años. Hoy en día, nuestra dieta es considerablemente alta en azúcar y grasas (y además, se sabe que el exceso de azúcar se convierte en grasa en el metabolismo), con el resultado de que gran parte de la grasa se deposita en las paredes internas de los vasos sanguíneos.

Existen distintas teorías sobre cómo se las arregla la arteriosclerosis para ir propagándose por todo el cuerpo. En 1976, el patólogo estadounidense Russell Ross formuló la llamada «hipótesis de respuesta a la lesión», que se comprenderá mejor si la comparamos con el ataque a un castillo medieval.

Imagina que tu cuerpo es una fortaleza en la que hay un buen número de estancias llenas de grasa, de alimentos poco saludables, y que la pared vascular interior es la muralla circundante. Unos caballeros enemigos, como las bacterias y los virus, tratan de tomar nuestra fortaleza/cuerpo sin tregua. No les interesa la grasa, pero no paran de amotinarse por todas partes, en especial junto a la muralla del castillo, y poco a poco van destruyendo todo el complejo. Así es exactamente como las toxinas de los virus o las bacterias dañan la pared interna de los vasos sanguíneos de nuestro cuerpo. Y, según la «hipótesis de respuesta a la lesión», la arteriosclerosis empieza con una lesión de este tipo.

¿Cómo se destruye la muralla durante un asedio? ¡Con un ariete! Si llega en ayuda a los asediantes, la pared se romperá aún más rápido. Lo mismo se aplica a las paredes de nuestros vasos sanguíneos. Sin embargo, no son los arietes, sino el estrés mecánico y la presión arterial alta lo que los lesionan. Si una parte de la muralla amenaza con derrumbarse o ya ha sido destruida, los habitantes del castillo deben reaccionar de forma natural. Al momento, los mensajeros difunden la noticia del inminente desastre que amenaza toda la fortaleza.

En nuestro cuerpo, los mensajeros son factores de crecimiento y las llamadas citoquinas,[16] cuya misión principal es que los habitantes del castillo, las células musculares vasculares, proliferen en la capa media de la pared vascular (*Media*) y migren a la capa interna (*Intima*). Les siguen de cerca, pisándoles los talones, unos habitantes del castillo muy útiles: los macrófagos o fagocitos. Cuando son atraídos por los «desperfectos de la muralla», es decir, por la lesión de la pared interior del vaso, se precipitan apresuradamente hacia los depósitos de grasa y empiezan a «comérselos». Las células musculares vasculares también absorben esa grasa.

Cual un fanático cualquiera de la grasienta comida rápida, estas células musculares vasculares y estos fagocitos llenos de grasa van cambiando de aspecto alimentándose sin cesar. Y cuando alguien cambia de aspecto, a menudo alguien le pone un apodo. Hace poco, un conocido me puso el apodo de «tonel tragabeicon» cuando se dio cuenta de que yo había engordado unos kilos desde la última vez que nos vimos. Es malicioso, pero bastante ocurrente, creo yo.

Quien bautizó las células musculares gastrointestinales y vasculares cargadas de grasa no fue tan ocurrente. En lugar de llamarlas «células tragabeicon» las denominó, simplemente, *células espumosas*. Si observa-

---

16. Proteínas que influyen en el desarrollo y el crecimiento de las células.

mos estas células bajo el microscopio, podemos ver por qué: su interior parece completamente lleno de una espesa espuma.

Antes de llegar a este punto, la arteriosclerosis todavía puede revertir, lo que se ha comprobado en algunas personas afectadas; por ejemplo, las que realizaban un entrenamiento de resistencia. Se observó en estas una significativa reducción de los niveles de colesterol y, sobre todo, una mejora sustancial de la proporción entre colesterol «malo» y colesterol «bueno». Sin embargo, una vez que se han formado las células de espuma, el proceso fatal es, por desgracia, difícilmente reversible.

Esto se debe probablemente a que la proliferación y la migración de las células musculares vasculares y la formación de células espumosas durante un período de tiempo prolongado son la causa de los cambios tisulares característicos de la arteriosclerosis, las placas. Según la «hipótesis de respuesta a la lesión», el desencadenante primario siempre es una lesión de la pared interna del vaso.

En 1983, el investigador estadounidense Joseph Leonard Goldstein, ganador del premio Nobel, consideró el desarrollo de la arteriosclerosis desde otra perspectiva. Este científico fue el primero en decir que los fagocitos absorben una proteína químicamente modificada, la llamada LDL[17] oxidada, y luego forman células espumosas. Según su «hipótesis de aterosclerosis inducida por lipoproteínas», la arteriosclerosis empieza con la modificación del LDL, mientras que la lesión de la pared vascular tiene lugar después. Sin embargo, Goldstein y Ross están de acuerdo en un punto: ambos parten de la base de que son las células espumosas las que finalmente desencadenan una profusa reacción inflamatoria.

En realidad, toda inflamación es una inteligente medida defensiva de nuestro cuerpo con la que se protege de los invasores, como las sustancias patógenas. Por ejemplo, si la rodilla se ha lesionado, es lógico que se hinche, duela, se caliente y se ponga roja, los llamados «síntomas indicadores de inflamación aguda». Nuestro cuerpo aumenta inmediatamente la circulación sanguínea para que las células de nuestro sistema inmuno-

---

17. *LDL = Low Density Lipoprotein*, es decir, lipoproteínas de baja densidad; mayor información a partir de la pàgina 109.

lógico lleguen a la herida lo antes posible y así evitar la entrada de patógenos y cerrar la herida de nuevo. Y es la mayor abundancia de sangre lo que calienta y enrojece la zona cercana a la herida.

El dolor —que también tiene siempre su razón de ser— debería conseguir que cuidáramos el área inflamada y nos moviéramos menos. Por lo tanto, en una lesión de rodilla, una inflamación es algo superpositivo, pero en los vasos sanguíneos desencadena fatalmente la formación de las malvadas placas.

Si la inflamación se extiende más y penetra más profundamente en la pared vascular, el proceso conllevará una gradual remodelación del tejido. En la pared del vaso se formarán estructuras del tejido conectivo, también conocidas como «tapones». El caso es que un tapón de este tipo puede reventarse, lo que favorece la formación de «coágulos de sangre», los llamados trombos, que en el mejor de los casos cierran el vaso en el lugar en que se han formado, y en el peor, se desplazan junto con el torrente sanguíneo para obstruir finalmente un vaso en otro lugar.

Si se trata de una arteria coronaria, se habla de un infarto de miocardio, mientras que si afecta una arteria del cerebro, se produce un derrame cerebral y el trombo bloquea un vaso de los pulmones, el diagnóstico es «embolia pulmonar». Estas son las peores consecuencias con las que la calcificación vascular hace que, de repente, sus años de crecimiento sean perceptibles.

Los cambios del tejido conjuntivo provocan que la arteria sea porosa, las partículas de cal se depositen y la pared del vaso se vuelva no solo más gruesa, sino también bastante más dura. De ahí el término coloquial de «calcificación vascular», que solo describe una pequeña parte de lo que ocurre en nuestros vasos durante la arteriosclerosis. Pero *calcificación arterial* es un término mucho más fácil de recordar que «desgaste vascular por formación de células espumosas de LDL y coágulos».[18] Sin embargo, lo importante no es cómo se llame esta grave enfermedad, sino saber que no

---

18. Ni siquiera esta construcción de palabras imaginaria engloba completamente todos los tipos de arteriosclerosis.

solo puede causar un ataque cardíaco, un derrame cerebral o una embolia pulmonar, sino también problemas cardíacos menos dramáticos, como trastornos de la presión arterial y del ritmo cardíaco, insuficiencia cardíaca general y, sobre todo, síndrome coronario agudo.

Un corazón grande

Causa de la muerte: insuficiencia cardíaca. Eso es lo que aparece en muchos certificados de defunción. Pero ¿qué significa? En realidad, *insuficiencia cardíaca* es un término sin sentido que se utiliza cuando no se conoce la causa exacta del paro cardíaco. En tales circunstancias, los médicos hablan de insuficiencia cardíaca (aguda), que es una de las razones más comunes para ingresar a los pacientes en el hospital. A menudo se asocia con otras enfermedades, en general como resultado de una cardiopatía coronaria. Es particularmente común en los diabéticos tipo 2.

En caso de insuficiencia, la bomba ya no es tan fuerte ni eficaz como la de una persona sana y, por lo tanto, ya no puede cumplir su tarea de suministrar al cuerpo suficiente oxígeno y sangre. En la mayoría de los casos, la causa principal es la calcificación vascular, que provoca que los vasos coronarios se contraigan, de modo que el músculo cardíaco sufre una deficiencia. Otra de las causas de la insuficiencia es la presión arterial alta, porque si la presión, y por lo tanto la resistencia en las arterias, es demasiado alta, el corazón tiene que trabajar mucho más duro de lo habitual para funcionar correctamente.

Eso tiene consecuencias a largo plazo: nuestro órgano central de suministro de sangre se debilita cada vez más, como nosotros cuando trabajamos demasiado y sufrimos un agotamiento. La insuficiencia cardíaca es particularmente común entre las personas de 70 a 80 años de edad, y los hombres se ven afectados más a menudo y antes que las mujeres.

Además, con el tiempo, una frecuencia cardíaca demasiado alta o demasiado baja, las arritmias, los defectos valvulares y el llamado taponamiento pericárdico (es decir, la compresión del corazón con la consiguiente restricción de su función, por ejemplo, a través de hemorragias en el pericardio) pueden provocar una insuficiencia cardíaca aguda. Y finalmente, la insuficiencia también puede ser de una inflamación del músculo cardíaco, una embolia pulmonar o un infarto previo. ¡Vaya! Hay un montón de enfermedades que pueden restringir severamente nuestra fuerza de bombeo. Sin embargo, la lista de causas aún no está completa. Porque hay otros posibles motivos para la poca resistencia del corazón.

Una de ellas es la anemia, que se da cuando hay muy pocos glóbulos rojos nadando por los vasos sanguíneos, de modo que se transporta muy poco oxígeno. Entonces, el corazón tiene que trabajar más duro para compensar la escasez de oxígeno. Para ayudarle en su tarea, el cuerpo libera las hormonas adrenalina y noradrenalina, que aumentan la eficiencia del corazón, y también el llamado «sistema renina-angiotensina-aldosterona», un sistema enzimático-hormonal de nuestro cuerpo que puede influir en la presión arterial[19] y hace que tanto el volumen sanguíneo como la presión en los vasos sanguíneos aumenten. Estos efectos están diseñados para mantener una circulación sanguínea adecuada en los distintos órganos, pero tarde o temprano hacen más daño que bien al corazón. Y, finalmente, el propio corazón se va haciendo más y más grande para aumentar su potencia de bombeo.

Igual que cualquier otro músculo, el corazón crece más cuanto más se le solicita. Si esto les sucede a los atletas de resistencia, cuyos músculos consumen oxígeno en grandes cantidades, es bastante normal y no peligroso, al principio. La situación es completamente distinta cuando el agrandamiento del corazón es una reacción a cambios patológicos. Porque, si la presión del corazón es demasiado alta, el corazón se expande y se hace cada vez más grande. ¡El corazón se convierte en el increíble Hulk!

Debido a esta transformación, necesita cada vez más oxígeno y se hincha aún más; en definitiva, se crea un círculo vicioso fatal. Además, el tejido conjuntivo también se acumula durante el crecimiento excesivo, lo que se denomina *fibrosis*. El efecto es el mismo que con otros cambios de

19. Más información al respecto en la página 209, en el capítulo «Botellas acostadas sobre un prado».

los órganos debidos al tejido conjuntivo, como la ya mencionada cirrosis hepática: el órgano funciona cada vez peor.

Por último, el hipertiroidismo también puede conducir, a largo plazo, a la insuficiencia cardíaca, ya que las hormonas de esta pequeña glándula del cuello estimulan el corazón para que lata más rápido (los médicos hablan de «taquicardia» cuando se superan los 100 latidos por minuto).

La insuficiencia cardíaca puede clasificarse, básicamente, en dos tipos, según se vea afectada la sección sistólica (sístole: contracción de un ventrículo) o la sección diastólica (diástole: relajación del ventrículo). En la insuficiencia sistólica, la capacidad de bombeo del corazón, más en concreto, del ventrículo izquierdo, se reduce; en la insuficiencia diastólica, ya no se llena de sangre suficientemente. En ambos casos, el corazón debilitado bombea muy poca sangre al sistema corporal. Y el resultado, una deficiencia de nutrientes y de oxígeno en todo el cuerpo.

Así como el corazón se divide en una mitad derecha y una izquierda, cada una con funciones diferenciadas, con la insuficiencia cardíaca sucede lo mismo. Si los más afectados son los músculos del ventrículo derecho y la aurícula derecha, cuya tarea es bombear sangre rica en dióxido de carbono a los pulmones, donde se recarga con oxígeno, se denomina *insuficiencia cardíaca derecha*. Si la mitad derecha del corazón ya no bombea la sangre que viene del cuerpo apropiadamente, en las venas del cuerpo se produce una retención. Como resultado, la mitad derecha del corazón trabaja más duro para bombear más sangre a los pulmones. Y en consecuencia, la pared del ventrículo derecho se engrosa. Pero, a pesar de estos esfuerzos desesperados, en algún momento la potencia del corazón deja de ser suficiente. Entonces, a menudo el afectado puede notarse en el cuello las venas atascadas, lo que a veces incluso se aprecia a simple vista. Igual que Hulk. Excepto que no nos volvemos de color verde. Además, en las piernas y el estómago se acumula agua.

La insuficiencia cardíaca derecha es una enfermedad cardíaca bastante afable, pero muy mal huésped. Rara vez viene sola, le gusta traer a algunos amigos sin avisar. Por desgracia, estos se comportan muy mal. En la mayoría de casos, la insuficiencia derecha ocurre acompañada o como consecuencia de una reducida capacidad de bombeo de la mitad izquierda del corazón. En estado normal, esta absorbe la sangre enriquecida con oxígeno de los pulmones para transportarla al sistema de circulación corporal. Sin embargo, si la capacidad de bombeo ya no es suficiente, también se produce un estancamiento de la sangre, pero esta vez en los pulmones. En este caso, los médicos hablan de congestión pulmonar.

Lo peligroso es que el aumento de la presión dentro de los vasos pulmonares fuerza el líquido hacia el interior de nuestro sistema respiratorio. Consecuencia: el pulmón se inunda lenta pero indefectiblemente.[20] Entonces, a las personas afectadas les cuesta cada vez más respirar, y también empiezan a toser violentamente para sacar el líquido espumoso de sus pulmones. Los sonidos respiratorios entre los ataques de tos pueden ser entonces desde metálicos hasta burbujeantes.

Si la insuficiencia cardíaca se da a la izquierda y a la derecha al mismo tiempo, se conoce como *insuficiencia cardíaca global*. Puede desarrollarse —a menudo como resultado de otra enfermedad— en cuestión de horas o días, es decir, de forma aguda. En cambio, si la potencia cardíaca se deteriora gradualmente a lo largo de varios meses o incluso años, se denomina *insuficiencia cardíaca crónica*.

La New York Heart Association ha publicado una clasificación de la gravedad de la insuficiencia cardíaca en cuatro niveles. Según esta, en el nivel I no aparece ningún síntoma físico en reposo o durante la actividad física diaria. El nivel II solo se caracteriza por ligeras limitaciones de la resistencia física. Si el límite de actividad física diaria se reduce o si ya se producen alteraciones del ritmo, falta de aliento o angina de pecho, se ha llegado al nivel III. La clasificación culmina en el nivel IV, en la que los afectados están casi inmóviles y, por lo tanto, dependen de la ayuda externa para llevar a cabo las actividades diarias.

El plan de tratamiento dependerá de la gravedad de la insuficiencia cardíaca. Por supuesto, los medicamentos, como los hipotensores y los drenantes, pueden mejorar la calidad de vida. Pero las pastillas solo serán eficaces si el paciente adapta su estilo de vida a su dolencia. Lo que inclu-

---

20. Se denomina *edema pulmonar*.

ye dejar de fumar y consumir menos alcohol. Y lo ideal es no beber ni una gota de alcohol.

Además, una dieta baja en sal hace que para el corazón el trabajo sea más fácil. Esta dieta será una gran ayuda, porque la sal se une al líquido corporal, es decir, aumenta la cantidad de sangre, de modo que el corazón tiene que trabajar más duro. Pero eso no significa que el paciente no pueda beber nada de nada. Al contrario, pues, a menos que el médico prescriba lo contrario, debe beber un mínimo de dos litros de agua al día. Si además sigue una dieta saludable y pierde peso, puede llevar una vida satisfactoria a pesar de su insuficiencia.

Comprendo perfectamente que cambiar la alimentación y perder peso resulte difícil al principio. Al fin y al cabo, ninguna de las dos cosas suena nada agradable. Pero, una vez se ha empezado, a menudo el resto llega solo. Un posible primer paso para cambiar la dieta es, literalmente, cambiar los alimentos. Lo digo en serio.

No hace mucho, un amigo me contó que había cambiado su alimentación. Ya no dejaba el chocolate a la izquierda del teclado del ordenador, sino a la derecha. Como idea básica, no está mal, pero no es demasiado efectivo. Pero ¿qué sucede cuando cambias de lugar los dulces y los guardas en el sótano o en el desván? Pues que se reduce el peligro de comer por aburrimiento. En definitiva, es una primera medida acertada. Poco después, recibí un mensaje del mismo amigo en el que me decía que había quemado 800 calorías más que en un día normal. Adjuntaba la foto de una pizza carbonizada. ¡Qué bromista!

DARSE UN BANQUETE A GUSTO DEL CORAZÓN

Todo sobre la relación entre nutrición y salud cardíaca

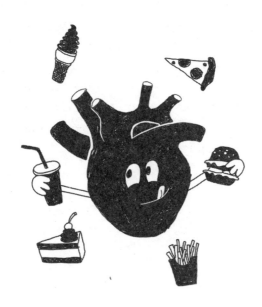

El corazón se quita
la grasa de encima

Está en posición horizontal ante mí, en todo su esplendor, tentadora. El aire está impregnado de su olor, tan seductor que apenas puedo controlarme. Sus líneas esbeltas me dejan sin aliento, su piel brilla. Es una rompecorazones por la forma en que se expone, tan desnuda y sexy delante de mí. Y además de eso, es barata. Cuatro euros, para ser exactos.

Pero entonces, mi conciencia me dice: «¡Johannes! ¡No! No te hará ningún bien. ¡Déjalo!» Genial. Muchas gracias. Mi conciencia es una auténtica aguafiestas. Cada vez que paso por un puesto de salchichas, en mi cabeza se desarrolla la misma escena. Soy un verdadero fan de las salchichas al curry y las patatas fritas. Por desgracia, este manjar, como tantas cosas que saben muy bien y apetecen, es muy poco sano.

La oferta alimenticia es gigantesca y, en consecuencia, el peligro de ponerse entre pecho y espalda algo poco sano es muy grande. Entonces, ¿qué debemos hacer para no perder el norte? ¿Cómo sé cuándo comer qué y cuándo hacer una excepción a las estrictas reglas que rigen una vida sana? Pues, aunque la atención médica mejora día a día, en el mundo occidental cada vez hay más y más enfermedades cardiovasculares.

Este fenómeno es típico del primer mundo y de nuestra opulenta sociedad. Porque a menudo hay que buscar sus causas en una nutrición errónea o demasiado abundante. En muchos casos, lo que comemos nos llena, pero también nos hace enfermar a largo plazo. Numerosas sustancias se pierden debido a los procesos de conservación, y la química alimentaria es responsable de que nuestras comidas no contengan suficientes vitaminas y nutrientes. Todo eso sería soportable si nuestro sistema cardiovascular no se viera muy afectado por una alimentación de escasa calidad.

En concreto, los platos preparados y la comida rápida son un problema. Y, por desgracia, tienen bastante éxito. ¿Quién tiene tiempo y ganas de cocinar hoy en día? Al finalizar un ajetreado día de trabajo o en la breve pausa para comer a mediodía, la salchicha de la cafetería de la esquina parece mucho más atractiva y, sobre todo, más cómoda que pasar un rato de pie ante los fogones. Y lo cierto es que una dieta saludable no exige mucho tiempo y puede ser muy sabrosa y agradable.

El primer paso en la dirección correcta es: ¡grasa de la buena! Mucha gente cree que la grasa no es saludable por definición, pero solo es cierto en parte. Porque también hay diferentes calidades de grasas, desde las grasas «buenas», como las que se encuentran en el aceite de linaza, hasta las grasas «malas», porque están endurecidas, como las de la margarina o de los aceites de coco y de palma. Por desgracia, estas grasas poco saludables se encuentran en la mayoría de los alimentos preparados y desempeñan un papel decisivo en el empeoramiento de las inflamaciones del cuerpo, que afectan enormemente a nuestro sistema cardiovascular. Así que, ¡toma grasa de la buena para tener un corazón sano!

Pero ¿qué es lo que distingue exactamente a las grasas saludables de las no saludables? Es importante saber que existen ácidos grasos saturados e insaturados, que difieren en su estructura química. Los ácidos grasos saturados se encuentran principalmente escondidos en productos de procedencia animal, como la mantequilla, la nata o el beicon del desayuno. ¿Se te está haciendo la boca agua? Lo siento, pero se sabe que estas grasas aumentan el colesterol en la sangre. Las carnes magras —entre las que podemos incluir el pollo y el pavo, pero también el pescado y los mariscos, como la perca, la merluza o los mejillones— son muy bajas en ácidos grasos saturados.

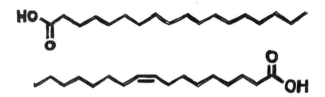

El ácido esteárico (arriba) es un ácido graso saturado y no tiene dobles enlaces. El ácido oleico (abajo) es un ácido graso insaturado y tiene un enlace doble de carbono.

En 2007, la Deutsche Gesellschaft für Ernährung (Sociedad Alemana de Nutrición) publicó un estudio sobre qué tipos de ácidos grasos tienen un efecto positivo en nuestro sistema cardiovascular y cuáles negativo. Según el estudio, el riesgo de enfermedad cardíaca coronaria se reduce en un 19 por ciento si los ácidos grasos saturados son reemplazados por ácidos grasos poliinsaturados,[21] preferiblemente ácidos grasos omega-3 y omega-6 insaturados.[22] Pero cuanto más se investiga este tema, más confuso se vuelve. Mientras que algunos estudios afirman que los ácidos grasos omega-3 y omega-6 en general reducen el riesgo de enfermedad cardíaca, otros estudios recomiendan que quienes sufran una enfermedad cardíaca eviten las grasas omega-6. ¿A quién debemos hacer caso?

Está comprobado que los ácidos grasos omega-3 tienen varios efectos positivos. De manera unánime, los estudios han demostrado que aumentan la elasticidad de la piel y el cabello, fortalecen el sistema inmunológico y ayudan a combatir las nocivas inflamaciones. Pero, sobre todo, protegen nuestro corazón, porque no solo influyen positivamente en los valores de grasa de la sangre, sino también en la presión de esta en los vasos sanguíneos y en su contenido de azúcar.

Por otro lado, se supone que los ácidos grasos omega-6 amortiguan el efecto positivo de sus colegas omega-3. Sin embargo, los resultados de

---

21. Para los interesados en la química, sus cadenas de hidrocarburos contienen numerosos enlaces dobles.

22. El número indica entre qué átomos de carbono del ácido graso está presente el último enlace doble.

los distintos estudios son tan contradictorios que deben interpretarse con precaución. Como tantas veces sucede en estas discusiones, probablemente la verdad se encuentre en algún punto situado entre las dos posiciones extremas. Supongo que lo que cuenta es lograr un equilibrio correcto.

En cualquier caso, es cierto que las sustancias transmisoras producidas por los ácidos grasos omega-6 son mucho menos eficaces para combatir la inflamación que las producidas por los ácidos grasos omega-3, como los que se encuentran en el atún, la caballa, el salmón y el arenque. Los mariscos también contienen grandes cantidades de ácidos grasos omega-3. A la vista de ello, los nutricionistas recomiendan que la cantidad de ácidos grasos omega-6 incluidos en la dieta no supere más de cuatro veces la cantidad de omega-3, lo que por desgracia choca con los hábitos alimenticios occidentales. Porque todos consumimos entre diez y veinte veces más omega-6 que omega-3, pues el primero se encuentra en los alimentos más populares, como grasas animales, carne, productos lácteos y aderezos para ensaladas.

Un consejo bienintencionado, pero muy difícil de aplicar. ¿Cómo has dicho? ¿Cuatro veces más de omega-6? ¿Más que qué? ¿Y qué tipo de grasa hay en las patatas fritas? Los consejos sobre nutrición suelen ser muy vagos y difíciles de recordar. Y, sobre todo, cuesta muchísimo ponerlos en práctica. Consejos claros y fáciles de seguir solo hay unos pocos, lo cual se debe en gran parte al hecho de que cada persona tiene unas medidas corporales, unas enfermedades previas y un metabolismo propios que hay que tener en cuenta. La mayoría de las veces, los consejos son solo guías aproximadas. Además, muy pocas personas tienen tiempo para ocuparse con tanto detalle de su dieta. La nutrición es una ciencia complicada.

Si quieres alimentarte de la manera más correcta, tienes la opción de que un nutricionista cree para ti una dieta personalizada. Es cierto que muchas personas no podrán permitírselo, pero incluso ellas pueden cuidar su corazón al comer y al beber. Ninguno de nosotros puede cambiar su edad, su género o su predisposición genética. Pero todo el mundo puede hacer algo respecto a los lípidos sanguíneos elevados, la diabetes, el sobrepeso y la hipertensión[23] al comer y beber, por ejemplo, sustituyendo los ácidos grasos saturados por los insaturados lo mejor que sepa y pueda.

Sin embargo, eliminar totalmente las grasas no es una buena opción. Es mucho más inteligente vigilar su calidad y composición. Según la Sociedad Alemana de Nutrición, 80 gramos de grasa al día son una pauta que se considera inofensiva para la mayoría de los adultos. En la medida de lo posible, deben consumirse grasas vegetales, como aceite de colza o de soja y grasas para untar elaboradas con ellos, a fin de aumentar la ingesta de ácidos grasos omega-3.

Sin embargo, comer las grasas correctas no es lo único que hay que tener en cuenta. El azúcar juega un papel bastante agridulce. Aunque para nuestro cuerpo constituye la principal fuente de energía, se esconde en gran parte de los alimentos que ingerimos, por lo que nuestro cuerpo tiene dificultades para utilizar la energía que permanentemente se le suministra en exceso. Reacciona entonces acumulando reservas de energía, que serán de nuevo en forma de grasa, lo que inevitablemente significa tener sobrepeso. ¿Verdad que «reserva de energía» es una expresión mucho más bonita que «barriga de cerveza»?

---

23. Si se combinan la obesidad, la hipertensión, los altos valores de colesterol en sangre y un elevado nivel de azúcar en sangre, se habla de síndrome metabólico o del «cuarteto fatal», que es el preludio de muchas enfermedades vasculares; véase página 122.

Comida sana

«¡Más azúcar!», ordena mi sobrina. Estamos en la cocina preparando té helado casero.

«Uy, no… Se acabó. Más azúcar y será té para vomitar», respondo en tono de broma.

La niña frunce el ceño. «¿Qué? ¿Y eso qué es?»

«Bueno, pues es que entonces sabe a vómito. Si quieres más azúcar, muerde una patata», y le tiendo una patata con una sonrisa.

«Sí, hombre —suspira—. ¡No soy tonta! Las patatas no están hechas de azúcar. ¡Tienen un sabor asqueroso!»

En una cosa sí tiene razón mi sobrina: morder una patata cruda es realmente asqueroso. Pero dudo mucho que una patata no contenga azúcar. Ese ingrediente dulce es un maestro del camuflaje. *Azúcar* es un término colectivo que designa un gran número de los llamados sacáridos, de sabor más o menos dulce. Estos se clasifican, a grandes rasgos, en azúcares simples, como la glucosa y la fructosa; disacáridos, como la lactosa (leche) y la maltosa (malta) y el conocido azúcar doméstico (sacarosa). Como su nombre indica, los monosacáridos están formados por una sola unidad de azúcar, mientras que los disacáridos están formados por dos unidades de azúcar. Los azúcares de hasta diez unidades se denominan oligosacáridos, y los de composición aún más complicada se denominan polisacáridos.

Entre estos azúcares se incluyen, por ejemplo, las féculas, que conocemos como patatas. Aunque su sabor sea muy poco dulce y se disuelva en agua con dificultad, no deja de ser un compuesto de azúcar, en sentido estricto, una larga cadena de unidades de azúcar de glucosa pura que puede volver a desintegrarse para la producción de energía. La fécula es la forma en que las plantas almacenan el azúcar.

En los seres humanos, la glucosa se almacena en otra forma: en glucógeno. En él, las unidades individuales de glucosa forman una fila ramificada aferrándose unas a otras. Casi como manifestantes cogidos de la mano para formar una unidad.

Si el suministro de glucosa es muy elevado, el hígado y los músculos en particular acumulan glucógeno para momentos de escasez. Cuando se realiza un esfuerzo intenso, como una carrera de larga distancia, el glucógeno acumulado proporcionará energía cuando el resto de azúcares se hayan agotado.

Todas estas variantes de azúcar se agrupan en un término genérico que todo el mundo conoce: carbohidratos. Son absolutamente vitales para nuestra supervivencia, es decir, sin los carbohidratos nuestro cuerpo simplemente no podría funcionar. Sin embargo, los mejores para nuestro organismo no son ni los monosacáridos ni los disacáridos, sino las cadenas largas, como la fécula. Porque los carbohidratos de cadena corta se descomponen en nuestros intestinos y la sangre los absorbe en poco tiempo. Con la ayuda de la insulina, llegan a las células musculares, donde sirven para generar energía. Al ingerirlos, la concentración de azúcar en la sangre aumenta muy deprisa, pero disminuye luego con la misma rapidez.

La **glucosa** (arriba) es un monosacárido, es decir, consta de una sola unidad de azúcar, mientras que la **lactosa** es un disacárido.

En cambio, los carbohidratos de cadena larga se descomponen en sus constituyentes individuales y son absorbidos por la sangre mucho más lentamente. Por eso producen la energía que nuestro cuerpo necesita para los miles de cosas que le exigimos de manera mucho más persistente y uniforme. Estas largas cadenas de carbohidratos se encuentran, entre otros, en el pan integral. En el gimnasio y haciendo deporte, a menudo me encuentro con gente que bebe zumos que contienen azúcar o incluso refrescos. Durante el entrenamiento son, sin duda, una fuente de energía rápida y eficaz. Pero, por desgracia, solo por un breve espacio de tiempo. A largo plazo, un refresco de cola nos proporciona poca energía. El pan integral es del todo distinto. Aunque también contiene azúcar, sus carbohidratos son de cadena larga. Por lo tanto, el pan integral es mucho más adecuado cuando se vaya a realizar un esfuerzo sostenido.

En el envase de los alimentos puede encontrarse información sobre la cantidad de carbohidratos y de azúcar. Por ejemplo, unos 100 gramos de los panecillos de multicereales horneados en el supermercado que tomo en el desayuno contienen 42 gramos de carbohidratos, de los que 3,2 gramos son de azúcar. La cantidad de carbohidratos indicada incluye todos los compuestos de azúcar, mientras que la explicitación «de los cuales azúcares» se refiere únicamente a los monosacáridos o disacáridos, como el azúcar cristal, la fructosa y la lactosa. Si quieres hacer algo bueno por tu corazón y tu cuerpo, debes procurar comer el menos azúcar posible.

Lo malo es que eso es más fácil de decir que de hacer, porque el azúcar es una especie de droga para nuestro cuerpo. Es responsable de la liberación de dopamina, la hormona de la felicidad, que, como hemos visto, juega un papel crucial en el sistema de recompensa de nuestro cerebro. Así que nuestro cuerpo, como un drogadicto, exige más y más azúcar —preferiblemente en forma de chocolate u otras golosinas— si no lo mantenemos a raya desde el principio. Nosotros somos el «camello» de nuestro cuerpo y lo tenemos en nuestras manos: ¿qué va a tomar hoy nuestro mejor cliente, una manzana o un trozo de pastel de nata?

Aunque el término *adicción al azúcar* todavía no se ha implantado, los investigadores han descubierto algo así como trastornos de comportamiento en roedores cuando les privaban de consumir azúcar. En un experimento, alimentaron a las ratas con una solución de azúcar a horas fijas. Después, a los colaboradores de cola larga se les alimentó con comida normal sin azúcar. Reaccionaron con síntomas de abstinencia, como apatía, inquietud y miedo. Algunos incluso temblaban de ansia. El mono en una jaula de ratas: bastante chungo.

Como no me siento tan lejos de sufrir los mismos efectos por falta de golosinas y alimentos, puedo entender muy bien a los pobres roedores. De modo que en nuestros menús deberíamos poder prescindir del azúcar refinado, el jarabe y los refrescos sin necesidad de sustituirlos. Aunque se oye repetidamente que la miel, como producto natural, ayuda a cicatrizar y, por lo tanto, debe utilizarse contra los catarros y los resfriados, este «efecto curativo» no está en absoluto probado científicamente. ¡Así que mejor que apartes tus manos también de ella!

Otro modo de «acumular» azúcar es consumir productos elaborados con harina blanca. En el antiguo Egipto ya formaban parte de la dieta, especialmente de la privilegiada clase alta. Y aunque la calcificación de los vasos se describe principalmente como un fenómeno moderno, tales depósitos en los vasos se han encontrado en los vasos sanguíneos de momias de miles de años de antigüedad de sumos sacerdotes y gobernantes, incluso en los restos mortales de una princesa.

Este fenómeno se ha intentado explicar partiendo de diferentes perspectivas. Fumar no puede ser la causa, pues no era un hábito común en esa época, la dieta era baja en grasa y la actividad física era mucho más intensa que la de hoy en día. Una posible causa de la calcificación podría ser el consumo abundante de carne, pero también los productos de harina blanca, que eran extremadamente populares entre la clase alta. Al fin y al cabo, a diferencia de los productos integrales, apenas contienen fibra y están compuestos casi exclusivamente de hidratos de carbono, es decir, en última instancia, de azúcar, que, como hoy en día sabemos, además de aumentar el riesgo de diabetes es también una de las principales causas de depósitos vasculares y, por lo tanto, de enfermedades cardiovasculares.

Pero los efectos negativos de la harina blanca no se limitan al corazón. Los investigadores han descubierto que las personas a las que les gusta comer estos alimentos sufren con más frecuencia otras enfermedades oculares como la degeneración macular, que se caracteriza por que las células de la retina del ojo dejan de funcionar gradualmente. Además, las personas que eliminan el azúcar y la harina blanca en su dieta sufren significativamente menos cálculos biliares. Podría seguir ampliando la lista de dolencias favorecidas por la harina blanca, por lo que la conclusión solo puede ser la siguiente: ¡consumir la menor cantidad posible de harina blanca y más harina integral!

Cabe decir que existen otros factores que podrían arruinar la reputación de la harina en general. ¿Has oído hablar de las «lectinas malas»? Son proteínas contenidas en la harina que, entre otras cosas, espesan la sangre. Lo que naturalmente aumenta el riesgo de sufrir un ataque al corazón o un derrame cerebral. Sin embargo, las lectinas deben su mala imagen a un estudio realizado con cantidades tan elevadas de estas proteínas que probablemente sería muy difícil conseguir tales valores con una dieta equilibrada. Lo que nos lleva al tema primordial de una alimentación saludable. Sobre todo, debe ser una cosa: equilibrada.

Por lo tanto, prescindir de los productos a base de harina no es una mala opción, pero de no ser así, debería sustituirse la harina blanca por harina integral recién molida siempre que fuera posible. Sí, recién molida, porque la harina integral no solo se descompone rápidamente, sino que sus nutrientes empiezan a reaccionar con el oxígeno del aire justo después de la molienda. Lo que significa que muchos de ellos se perderán. Sin embargo, lo ideal sería que la energía no se obtuviera principalmente a partir de productos elaborados con harina, sino de frutas y verduras. Porque es el único modo de salir ganando: las frutas y las verduras ejercen una multitud de efectos positivos sobre el corazón y el sistema circulatorio e incluso en todo el cuerpo.

Tengo una predilección especial por un tipo concreto de bayas. Primero, porque en alemán, mi lengua materna, tienen casi el mismo nombre que yo: las bayas se llaman *Johannisbeeren* y yo, Johannes. Y segundo, porque intento hacer lo mismo que ellas. Se ha demostrado que las grosellas protegen el corazón y los vasos sanguíneos. Igual que los arándanos, contienen pigmentos azules, las llamadas antocianinas. Durante mucho tiempo, la medicina naturista las ha utilizado para combatir los problemas oculares, pero también tienen efectos positivos en el sistema cardiovascular. Actúan como antioxidantes naturales que protegen los vasos sanguíneos de los radicales libres agresivos. Entre las antocianinas se incluye el pigmento llamado mirtilina, que aumenta la elasticidad de los vasos sanguíneos.

En la dieta debe incluirse también sandía y melón, ya que se ha demostrado que sus ingredientes reducen el riesgo de coágulos de sangre. También se dice que las sandías reducen la presión arterial. Además, tienen buen sabor, refrescan y son preciosas, ¿no?

El mismo efecto positivo sobre las plaquetas[24] se encuentra también en una seta conocida como Oreja de Judas, en latín *Auricularia auricula-judae*, que se puede encontrar en supermercados bien surtidos y en tiendas asiáticas, donde normalmente se vende seca. Después de remojar las setas en agua, se pueden utilizar para preparar rollitos de primavera, sopas o una cazuela de verduras, ya que absorben muy bien el sabor de otros ingredientes. Los alimentos vegetarianos a menudo contienen las llamadas sustancias vegetales secundarias, que en medicina natural también se denominan *fitaminas*. Por ejemplo, los polifenoles que reducen la presión arterial de la granada, los sulfuros inhibidores de trombosis del ajo, las saponinas que combaten la inflamación de las legumbres o los fitosteroles que reducen los niveles de colesterol y que se encuentran en casi todas las plantas. Suena increíblemente complicado, pero todo lo que tienes que hacer es recordar: ensalada de garbanzos y granada para cenar esta noche. O potaje de judías con ajo.

Al contrario de lo que a menudo se cree, para suministrar a nuestro cuerpo suficientes vitaminas y nutrientes no hay que esforzarse en lo

---

24. Las plaquetas, también conocidas como trombocitos, son células sanguíneas que influyen en la coagulación de la sangre. Por ejemplo, cierran las heridas.

más mínimo, sino que se trata de hacer algo con lo que normalmente disfrutamos: abrir la boca, comer, masticar bien, tragar y listos. Tres raciones de fruta o verdura al día son una buena norma orientativa, y combinar varios tipos de verdura o fruta de diferentes colores sería lo ideal, pues las responsables de los colores son las distintas sustancias vegetales secundarias.

Por lo tanto, para aprovecharlas en toda su diversidad, debemos alimentarnos de la forma más colorida posible. Las verduras frescas son las preferibles, y mejor aún si proceden de nuestra propia zona, pues si por el contrario han tenido que ser transportadas y almacenadas durante períodos prolongados, sus beneficiosos componentes se habrán ido perdiendo debido a la influencia de la luz y la radiación UV, lo que significa que solo llegará a nuestro plato una fracción de sus sustancias vegetales secundarias.

Pero, por supuesto, comprar productos frescos cada día necesita dedicación. Si no tienes ni tiempo ni ganas de hacerlo, puedes recurrir a las verduras congeladas, con toda confianza. Un equipo de científicos de Hamburgo ha descubierto que las vitaminas y otras valiosas sustancias de las verduras congeladas se conservan mejor durante meses que las de las verduras frescas guardadas solo unos días en la nevera. En el estudio realizado, se comparó el contenido de vitamina C de las judías verdes almacenadas durante un año a -18° Celsius con el de las judías del refrigerador. Mientras que el valor inicial de las congeladas se redujo en un 20 por ciento en un año, en las del refrigerador se redujo en más de un 60 por ciento al cabo de solo unos pocos días.

Aquellos que, aun así, prefieran lo «no congelado» y deseen ayudar a su sistema cardiovascular, agradecerán saber que las zanahorias frescas son muy adecuadas, pues tienen un efecto positivo en los niveles de colesterol en la sangre. Según numerosas guías nutricionales reconocidas, bastan 200 gramos al día para que desarrollen todo su efecto. Las nueces, la avena y la cebada también mejoran significativamente nuestro nivel de colesterol.

Por otra parte, se dice que el jengibre y el ajo tienen sobre la sangre un «efecto adelgazante» que facilita de forma natural el flujo sanguíneo a través de los vasos y, por lo tanto, el suministro a órganos y tejidos. Preparar una bebida saludable es tan fácil y rápido como mezclar en un vaso de agua una cucharadita de raíz de jengibre rallada. El agua de ajo, hecha con dos o tres cucharaditas de ajo rallado, no solo adelgaza la sangre, sino que además tiene un efecto positivo en los niveles de colesterol; por el contrario, tiene un efecto negativo en nuestras relaciones sociales. Por lo tanto, recomiendo tabletas de ajo, que apenas causan mal aliento.

Y luego existe otro verdadero todoterreno: la cebolla. Se ha utilizado como remedio desde la Antigüedad. No solo tiene buen sabor, sino que también diluye la sangre y reduce el riesgo de coágulos sanguíneos. Además, mejora el metabolismo del colesterol, e incluso se dice que influye de manera positiva en los niveles de azúcar en sangre.

Si todo lo anterior te suena demasiado a una dieta de comida cruda o, como se dice ahora, crudivegana, puedo tranquilizarte. Las verduras crudas protegen nuestro cuerpo de manera duradera, pero las verduras cocidas también. Incluso, en algunos casos, las sustancias de las verduras cocidas se absorben mejor que las sustancias de las verduras crudas. Por ejemplo, el cuerpo absorbe mejor el licopeno, un antioxidante que se encuentra en los tomates, si estos se han cocinado y con un poco de aceite, que en su estado natural, y lo mismo ocurre con los precursores vitamínicos de las zanahorias. Es mejor comer verduras crudas y cocidas en una proporción de 50:50. Una dieta beneficiosa para el corazón no tiene que ser monótona, al contrario, puede ser muy variada.

Básicamente, no se trata de eliminar nada, sino de reemplazarlo por algo mejor. En lugar de grasas endurecidas se puede utilizar aceites de colza y de oliva, y en lugar de aliñar las ensaladas con un aderezo que incluya crema de leche, utilizar una combinación de vinagre, aceite, especias y hierbas aromáticas. Tampoco es obligatorio prescindir de las patatas, cuya reputación está bastante empañada por culpa de las patatas fritas. Por ejemplo, si comemos las patatas hervidas en lugar de fritas, reducimos considerablemente el riesgo de enfermedades cardiovasculares. 200 gramos de patatas cocidas apenas contienen 0,2 gramos de grasa, mientras que 200 gramos de patatas fritas contienen 24 gramos, que puedes ahorrar a tu cuerpo sin un esfuerzo titánico. Y aunque la grasa también es un portador de sabor muy eficaz, no se necesita en grandes cantidades para obtener una comida sabrosa si la aderezamos, por ejemplo, con hierbas aromáticas, y si estas son frescas, mejor aún.

Cuando tras terminar la escuela secundaria me fui de casa y cociné para mí por primera vez, pensé que era un gran cocinero, y en mi petulancia me vi a mí mismo preparando banquetes para mucha gente. Con el paso del tiempo, me he dado cuenta de que nunca he estado tan lejos de ser un buen cocinero como entonces. Porque ¿qué profesional añade sabor a sus creaciones con solo sal y pimienta? Siempre me ha gustado cocinar, pero mi horizonte de condimentos era bastante limitado en esa época. Incluso hoy en día, me sorprende lo que la sección de especias de mi supermercado me ofrece y lo poco que sé al respecto. Aunque no soy el único que adolece de escasos conocimientos en la materia, pues las especias más populares en Alemania siguen siendo la sal y la pimienta.

Según un estudio del instituto británico Euromonitor, el alemán medio consume unos ocho gramos de sal al día. Como ya hemos visto, es conveniente que nuestro corazón reduzca la ingesta de sal, porque consumirla en exceso aumenta de modo significativo el riesgo de ataques cardíacos y accidentes cerebrovasculares. La Berufsverband Deutscher Neurologen (Asociación Profesional de Neurólogos Alemanes) incluso advierte que el riesgo de accidente cerebrovascular aumenta un 25% si se consumen 10 gramos de sal en lugar de los cinco recomendados. Sin embargo, eso no significa que debamos prescindir por completo de la sal, porque nuestro cuerpo la necesita imperiosamente para conseguir el equilibrio hídrico. Los expertos recomiendan tomar de tres a seis gramos de sal (más o menos, una cucharadita) con la dieta diaria. En este caso, como siempre, el mejor modo de mantener el control es cocinar uno mismo y evitar los platos preparados.

La nutrición cardiosaludable constituye un tema prácticamente infinito, muy amplio y variado; tanto, que solo puedo dar algunas pistas. Por eso, mi consejo a quienes quieran profundizar en la materia es que consulten a un nutricionista. Conversar con él puede hacer maravillas, en especial si existe alguna enfermedad previa. Por ejemplo, si tu médico detecta una alta concentración de triglicéridos —un tipo concreto de grasa— en tu sangre, debes saber que esto casi siempre indica que tu peso corporal es demasiado alto. Lo que equivale a decir, ni más ni menos, que debes perder peso.

Por muy paradójico que parezca, el valor de los triglicéridos aumenta más ingiriendo una dieta que contenga demasiados carbohidratos que ingiriendo una dieta con un mayor contenido de grasas. De modo que en este caso será muy útil la «grasa sana», es decir, la grasa con muchos ácidos grasos insaturados. Si una persona reduce su peso hasta que su IMC llegue a un valor entre 18,5 y 25,[25] por lo general su concentración de triglicéridos volverá a un valor normal o, como mucho, a un valor solo ligeramente elevado, por lo que también el riesgo de enfermedades cardiovasculares se reducirá proporcionalmente. Asimismo, es aconsejable eliminar por completo las bebidas alcohólicas, si es posible, ya que el alcohol también aumenta los valores de triglicéridos.

Por desgracia, la mayoría de consejos para una nutrición más saludable se reducen a la recomendación de hacer régimen, al menos durante cierto tiempo. Pero no debería ser una dieta de choque de unos pocos días o semanas, en absoluto, porque no suelen ser muy eficaces y, además, no son nada saludables. En cambio, lo que realmente ayuda a largo plazo es un cambio gradual y, sobre todo, consciente y deliberado de los hábitos personales en cuanto a comida y bebida.

Una dieta contundente no le hace mucho bien a nuestro corazón, por mucho que entendamos el término *contundente* de modos muy diversos. Se «pega», por así decirlo, al corazón, o más precisamente a las paredes de los vasos coronarios, y así nos causa grandes daños. Cuando empecé a decantarme por la cocina mediterránea, más ligera, olvidando la cocina

---

25. El IMC o índice de masa corporal es una medida que se obtiene dividiendo la masa corporal en kilos por el cuadrado de la estatura en metros. Si el valor obtenido es inferior a 18,5, se considera que el peso es insuficiente, los valores entre 25 y 30 indican sobrepeso, y a partir de 30, obesidad.

casera alemana, más rotunda, no me sentí mal, en absoluto, y no me costó nada adaptarme. Al contrario. Para mí, este tipo de alimentación sigue siendo muy estimulante. Una vez que las bombas ocultas de azúcar, sal y grasa han sido identificadas como tales, no es difícil reemplazarlas por alimentos más saludables y sabrosos con la ayuda de una buena guía de nutrición. ¡Ahora me muero por un batido de melón!

¿El conejo de Pascua debería ser vegetariano?

Todo el mundo lo conoce gracias a la publicidad, especialmente cuando en los anuncios unas personas felices y lozanas comen margarina: el colesterol. Más específicamente, se utiliza para anunciar que determinada margarina tienen un contenido de colesterol, que se supone que es perjudicial para nuestro sistema cardiovascular, particularmente bajo.

He preguntado a personas de mi círculo de conocidos qué alimentos evitan por miedo al colesterol. No es de extrañar que la mantequilla y los huevos sean los más mencionados. Pero ¿realmente es cierto que los huevos que he ingerido cada año por Pascua me han hecho un daño duradero? ¿Debería el conejo de Pascua reconsiderar su estilo de vida y, en lugar de traer huevos, repartir unas cuantas zanahorias? A veces parece como si las personas que desearan llevar una vida sana debieran eliminar por completo de su dieta el colesterol.

Sin embargo, el colesterol en sí mismo es una sustancia vital para nuestro cuerpo. Por ejemplo, forma parte de la membrana plasmática de todas las células del cuerpo. Si una membrana de este tipo contiene muy poco colesterol, pierde su estabilidad. Además, el colesterol, junto con determinadas proteínas, ayuda a transportar distintas sustancias dentro y fuera de la célula. También juega un papel importante en la digestión, pues actúa como precursor de los ácidos biliares producidos en el hígado. Estos ácidos se almacenan temporalmente en la vesícula biliar y se liberan en el intestino delgado después de una comida opípara para ayudar a digerir las grasas.

Si hay muy pocos ácidos biliares presentes, la grasa no se absorbe en el intestino y se excreta sin procesar. El resultado es la llamada esteatorrea, a menudo acompañada de dolor abdominal y flatulencia. Pues ya lo has visto: sin el colesterol, nuestras vidas serían bastante aburridas e incluso poco sexys, porque nuestro cuerpo necesita colesterol incluso para producir hormonas sexuales. Así que este elemento supuestamente diabólico no parece tan dañino.

Según la tradición, Paracelso dijo una vez: «Todas las sustancias son veneno, y no hay ninguna que no lo sea; lo que diferencia un veneno de un remedio no es más que la dosis». Y tenía toda la razón. Esta regla también se aplica al colesterol. Pero ¿por qué una sustancia que hace tantas cosas útiles en nuestro organismo es tan impopular y tan supuestamente peligrosa? Las enfermedades más importantes asociadas al colesterol son los cálculos biliares, la hipercolesterolemia familiar y, como resultado, el ataque cardíaco, el accidente cerebrovascular y otras enfermedades vasculares. En la hipercolesterolemia familiar, el individuo hereda de sus padres un trastorno del metabolismo del colesterol, lo que implica que el nivel de este en la sangre aumenta bruscamente por encima del valor normal. Sin embargo, en muchas personas estos síntomas solo son el resultado de un estilo de vida caracterizado por la obesidad, la falta de ejercicio físico y una dieta poco saludable.

Nuestro hígado puede producir por sí solo casi el 90 por ciento del colesterol necesario, el resto debemos ingerirlo con los alimentos. Así que no podemos vivir sin colesterol. Pero eso no significa que tener mucho ayude, pues se ha demostrado que un nivel de colesterol permanentemente elevado en la sangre es uno de los factores de riesgo decisivos para las enfermedades del corazón y del sistema circulatorio, también conocidas como enfermedades cardiovasculares. Los ejemplos más destacados son el infarto de miocardio, el accidente cerebrovascular y la enfermedad arterial oclusiva periférica (EAOD).

Pero ¿qué tiene que ver exactamente el colesterol con todo eso? La mejor manera de entenderlo es empezar por su estructura. Cada vez que se me cae la casa encima, tengo que pensar en el colesterol. ¿Por qué? Bueno, porque prefería vivir en un piso más grande. Dos dormitorios, cocina y baño, con vistas al castillo de Marburgo y a los montes de la cordillera Lahn, así sería la vivienda de mis sueños. Un sueño que probablemente seguirá siendo un sueño, porque, con los exorbitados precios de los apartamentos en Marburgo, además de vender todas mis posesiones probablemente también debería hacer un pacto con Satanás en persona.

Pero volvamos al colesterol. Es básicamente como el apartamento de mis sueños. Está formado por anillos y cadenas de carbono, algunos átomos de hidrógeno y un átomo de oxígeno. Y su composición espacial corresponde exactamente a la casa de mis sueños: tres grandes anillos de seis carbonos serían los dos dormitorios y la cocina, un anillo más pequeño de cinco carbonos sería el baño y, además, las vistas a las montañas y al castillo. Una superregla mnemotécnica, porque el colesterol no es un tema importante solo para nuestro cuerpo, sino también para los estudiantes de bioquímica. Y, por supuesto, para todos aquellos que estén interesados en el corazón y sus enfermedades.

El colesterol se parece a la casa de mis sueños.

En resumen, el colesterol se produce principalmente en el hígado, y el resto debemos proporcionárselo a nuestro cuerpo a través de la alimentación. Y si el cuerpo ya lo tiene en cantidad suficiente, difícilmente podrá eliminarlo. Se comporta casi como una persona con síndrome de Diógenes, que acumula tanta basura que apenas puede vivir en medio de ella. Sin embargo, para descargar de culpa a nuestro organismo, hay que decir que, en realidad solo quiere reciclar. Una gran parte del colesterol que se libera en el intestino a través de la bilis para favorecer la digestión de la grasa se reabsorbe poco antes del «final del intestino» para ir a pulular de nuevo por nuestro torrente sanguíneo. Pero no puede hacerlo sin ayuda. Hay que tomarle de la mano, como a un niño camino de la escuela.

Ciertos compuestos de proteínas grasas, a saber, la llamada lipoproteína de alta densidad (HDL = *high density lipoproteine*) y la lipoproteína de baja densidad (LDL = *low density lipoproteine*), ayudan al colesterol en su paso por nuestro torrente sanguíneo. La LDL acompaña al colesterol desde el hígado hasta los órganos, mientras que la HDL le asiste en su camino de regreso al hígado.

El colesterol HDL se conoce popularmente como el colesterol «bueno», y la variante LDL como el colesterol «malo». Esto se debe a que el hígado no solo forma colesterol, sino que también lo descompone. Y como el HDL le asiste en esta descomposición, se considera el mejor vehículo de transporte; en pocas palabras, es el «bueno».

En una afección como la hipercolesterolemia familiar, el número de receptores a los que se acopla el colesterol al degradarse en el hígado se reduce, lo que lo devuelve al torrente sanguíneo. Esto, lógicamente, conduce a un aumento del colesterol malo. Si se añaden factores de riesgo, como el tabaquismo, la hipertensión o la diabetes, aumenta la probabilidad de que el exceso de colesterol se almacene en la pared del vaso dañado. Con la consecuencia de que se forman placas arterioscleróticas que «calcifican» el vaso.

El valor del colesterol malo varía de una persona a otra, y debe evaluarlo un médico para cada individuo concreto. Dicho valor determinará el riesgo cardiovascular general, y cuanto mayor sea, menor deberá ser el valor de LDL. En números concretos: para un factor de riesgo 0 o 1, el valor de LDL no debe exceder los 160 miligramos por decilitro de sangre (dicho de otro modo, 4,1 milimoles por litro). Si es así, el riesgo para la vida y la integridad física será bajo. Si existen dos o más factores de riesgo, la cantidad de colesterol malo no debe exceder los 130 miligramos por decilitro (3,4 milimoles por litro). Sin embargo, como medida de precaución, el corazón y los vasos sanguíneos deben «abrigarse», porque la probabilidad de que sufran daños aumenta. Las personas que tienen el colesterol alto deben cuidarse. En ellos, el valor marcado como objetivo ideal de 100 miligramos por decilitro (2,5 milimoles por litro) también es muy bajo.

Si una persona fuma un cigarrillo tras otro, tiene una presión sanguínea como una olla a presión y en su historial familiar aparecen muchos problemas cardíacos, si sufre una enfermedad vascular o un trastorno del metabolismo de las grasas o si ya ha tenido un ataque cardíaco, se puede afirmar que pertenece al grupo de mayor riesgo. En consecuencia, la cantidad de colesterol malo debe mantenerse lo más baja posible, en torno a los 70 miligramos por decilitro (1,8 milimoles por litro). En tales casos, los anuncios de margarina están en lo cierto, y la comida ingerida debe tener la mínima cantidad de colesterol posible, eliminar al máximo la grasa y sustituirla por fibra. Además, los problemas vasculares se pueden combatir practicando ejercicio con regularidad.

Por desgracia, no en todos los pacientes se pueden regular los niveles de colesterol mediante la alimentación y el ejercicio. El último recurso es una terapia de diálisis para el colesterol, que consiste en librar la sangre de su exceso mediante medios mecánicos o una terapia farmacológica, por ejemplo con las llamadas «enzimas de síntesis del colesterol», o inhibidores de la HMG-CoA reductasa, también conocidos como estatinas, cuya función es reducir la cantidad de colesterol producida por el hígado.

Pero ¿qué hay de los huevos? ¿Debemos prescindir de ellos? No, no tenemos que hacerlo. En un informe sobre el tema, la Fundación Alemana del Corazón les ha dado el visto bueno. Así pues, los huevos no deben ser expulsados del refrigerador, de ningún modo, sino que deben integrarse al plan general de nutrición. La recomendación es —¡oh, sorpresa!— decantarse por la dieta mediterránea, es decir, consumir muchas verduras, ensaladas, frutas y productos integrales. Más concretamente, la Sociedad Americana del Corazón se ha expresado sobre el tema y ha declarado que consumir dos huevos por semana no supone ningún riesgo. Sin embargo, el factor decisivo es, como siempre, si el cuerpo degrada el colesterol en mayor o menor medida, y eso depende de la predisposición genética. Así pues, como precaución, las personas que ya padecen enfermedades cardiovasculares deberían comer menos huevos que las personas sanas.

Ahora el conejo de Pascua solo trae huevos de chocolate. Y sigo buscándolos y devorándolos con alegría casi infantil. Con ellos no tengo que preocuparme por mi colesterol, aunque tampoco es que sean muy saludables. Pero, oye, ¡la Pascua de Resurrección solo es una vez al año!

Dulce por naturaleza

Crecí en una urbanización situada a orillas de un bosque. Mi vida diaria allí consistía en construir cabañas con los amigos entre los árboles y en conseguir, mediante nuestras bicicletas, que el vecindario fuera un lugar poco seguro. Invertíamos todo el dinero que llevábamos en los bolsillos en golosinas y refrescos de cola en el kiosco que había junto al bosque y los guardábamos en nuestro escondite secreto. Pero nuestras existencias no pasaban mucho tiempo almacenadas, pues la mayoría de las veces ya nos las habíamos comido todas por la tarde. Y, por supuesto, estaban saturadas de azúcar y cafeína.

En aquella época, alimentarse en secreto solo con dulces y agua azucarada no era ningún problema. Al menos, no lo era para mí. Más bien lo era para mi madre, que se preguntaba por qué me quedaba dormido tan profundamente por la noche. Un día, mientras exploraba el bosque con mis amigos, hice un hallazgo interesante que parecía una jeringuilla. No nos atrevimos a tocar el misterioso objeto, porque en la escuela nos habían inculcado: ¡dejadlo tal como esté e id a buscar a un adulto! Así que con nuestras bicicletas nos dirigimos a la casa de un amigo y les contamos a sus padres nuestro misterioso descubrimiento.

Durante las dos semanas siguientes, el «hallazgo de la jeringuilla» fue uno de los principales temas de conversación de nuestro barrio. ¡Los drogadictos habían entrado en nuestro mundo perfecto! Un verdadero drama en un pueblo pequeño. Me sorprendió aún más cuando me enteré de que no se trataba de una «inyección de drogas», sino que la había perdido una niña diabética del vecindario. En la jeringa que solía llevar consigo estaba la insulina que tenía que inyectarse con regularidad. A través de este incidente, entré en contacto con la diabetes por primera vez.

Hasta entonces, ni siquiera podía imaginar que el azúcar pudiera hacer nada aparte de estropearte los dientes y ponerte gordo. Porque eso sí lo sabía y, debido a la constante insistencia de mi madre, me cepillaba los dientes a diario. Y tampoco estaba gordo, porque nos pasábamos el día pedaleando en la bici. Fue mi madre quien me explicó que el exceso de azúcar puede tener en el cuerpo unos efectos completamente distintos.

El término «diabetes» incluye una serie de enfermedades metabólicas que tienen en común que el azúcar es detectable en la orina. A menudo, la enfermedad se detecta por el hecho de que los afectados beben en exceso. La forma más conocida es la diabetes *mellitus*, traducida como «flujo dulce de miel». Esta enfermedad ya fue descrita en un papiro egipcio, aunque su nombre surgió más tarde, en un momento en que se estaba examinando la orina para determinar su color, olor y consistencia. ¿Cómo se podía detectar el azúcar en la orina en ese momento, sin laboratorio y sin tiras reactivas? La respuesta es tan simple como repugnante. Por lo tanto, me gustaría aprovechar esta oportunidad para agradecer sinceramente a la industria farmacéutica que haya desarrollado las tiras reactivas para detectar el azúcar. Para mí, el bienestar de los pacientes está por encima de todo, pero la verdad es que saborear una taza de orina de un paciente no ocupa un lugar demasiado alto en mi lista de prioridades… En resumen: *mellitus* significa «diabetes» porque la orina tiene un sabor dulce.

Para entender exactamente qué sucede durante la digestión del azúcar y qué consecuencias tiene para nuestro sistema cardiovascular un nivel elevado de azúcar en la sangre, imaginemos que somos un pan integral. Un pan integral en una mesa de comedor que está a punto de ser consumido. Está compuesto por proteínas, muy poca grasa y algo de fibra, pero sobre todo agua y carbohidratos, es decir, cadenas de azúcar más o menos largas. Tan pronto como estamos en la boca, nos mastican y nos empapan de saliva. Las enzimas que descomponen las cadenas en sus componentes individuales, en particular los disacáridos, ya se encuentran en él. Por eso, cuando el pan se mastica un buen rato, tiene un sabor dulce. Escurridizos gracias a la saliva y bien aplastados, ahora nos deslizamos por la garganta hacia el esófago, el estómago y finalmente hacia el duodeno, la primera sección del intestino delgado. Antes de que los azúcares dobles sean absorbidos a través de la pared intestinal, se dividen en dos subunidades. Cuando hablamos de los niveles de azúcar en sangre, en realidad estamos hablando de los niveles de glucosa. La glucosa constituye para nuestro cuerpo el proveedor de energía más importante porque es particularmente rápido. Así que con una gran cantidad de ella en nuestro torrente sanguíneo tendríamos que estar rebosantes de energía. Pero, como siempre, en este caso los excesos también son malos. Porque a largo plazo el exceso de glucosa en la sangre causa daños importantes a nuestros órganos y vasos sanguíneos.

La orina sabe dulce cuando el nivel de glucosa supera el llamado umbral renal. Normalmente, la orina no contiene azúcar porque este ha sido reabsorbido previamente por los riñones. Sin embargo, esto solo es posible hasta un cierto valor, el umbral mencionado anteriormente, que es de unos 180 miligramos por decilitro de sangre. Los niveles de glucosa en sangre permanentemente elevados aumentan el riesgo de inflamación de la pared vascular y el riesgo de oclusión de las arterias más pequeñas. Como ideal, las concentraciones de glucosa en sangre deberían estar en el rango comprendido entre 70 y 100 miligramos por decilitro antes de las comidas y de 90 a 140 miligramos por decilitro después de las comidas,[26] lo que equivaldría más o menos a una cucharadita de azúcar disuelta en unos cinco o seis litros de sangre.

Si nuestro metabolismo del azúcar funciona bien, el valor siempre se mantendrá dentro de ese estrecho rango aunque consumamos mucho azúcar con un trozo de pastel de nata, siempre que no sea por la noche.

---

26. Miligramos por decilitro, abreviado mg/dl, es una unidad de medida extraña y algo anticuada que solo se utiliza en pocos países, como Estados Unidos, Francia y Japón, pero también en algunas zonas de Berlín y la Alemania Occidental. En la mayoría de los países, incluida la Alemania Oriental, se utiliza la unidad internacional milimol por litro, abreviada como millimolar (mM). En este sistema de unidades, los valores límite antes de comer son de 3,9 a 5,5 mM y de 5,0 a 7,8 mM después de comer.

Para ello, el cuerpo utiliza un simple truco: crea reservas de glucosa. Si el nivel es demasiado alto, la glucosa se almacena; si es demasiado bajo, se libera a la sangre la de las reservas.

En este proceso hay dos hormonas que juegan un papel decisivo: la insulina y el glucagón. Estos son las isleñas de nuestro cuerpo, porque ambas son producidas en los islotes de Langerhans o islotes pancreáticos, que son acúmulos de células independientes dentro del páncreas. La insulina se libera en la sangre desde las células beta de los islotes Langerhans. Su misión es hacer que nuestras células consuman más glucosa, la almacenen o incluso la conviertan en grasa. En realidad suena bastante antipático, porque ¿a quién le gustaría tener más grasa dentro y sobre el cuerpo? Pero sin insulina, nuestros niveles de azúcar en la sangre se dispararían después de una comida abundante, y eso sería cualquier cosa menos bueno para nuestros vasos sanguíneos. La insulina nos protege de eso haciendo que la glucosa se almacene como glucógeno en el hígado y no flote como glucosa en la sangre.

La insulina reduce el nivel de azúcar en la sangre. Y no conoce límites. Si se le permitiera, bajaría el nivel de glucosa en la sangre hasta que fuéramos muy hipoglucémicos. Aquí es donde entra en juego el glucagón. Esto se debe a que, antes de que el nivel de azúcar en la sangre descienda a niveles críticos, la insulina se pone a prueba. Como ya se ha mencionado, se produce también en los islotes Langerhans del páncreas, pero en sus células alfa. Su función es hacer que el azúcar pase de las reservas hepáticas de nuevo a la sangre o, en caso de emergencia, incluso que se forme de nuevo por completo.

Si es necesario, nuestro cuerpo puede producir fácilmente azúcar a partir de los productos finales de la metabolización muscular o proteicos. Este proceso funciona tan bien que, en teoría, podría prescindirse de ingerir azúcar durante un cierto período de tiempo. El cuerpo de un adulto necesita unos 200 gramos de glucosa al día. Nuestro cerebro consume hasta un 75 por ciento de él, es decir, 150 gramos, y una gran proporción de lo que resta es utilizado por los glóbulos rojos para generar energía. Por lo tanto, el valor de azúcar en sangre debería disminuir de manera drástica después de unos días de ayuno en una isla desierta, hasta que la persona esté peligrosamente por debajo del nivel de azúcar.

Pero por fortuna, eso no sucede. Si el nivel de azúcar en sangre cae por debajo del límite crítico de unos 60 miligramos por decilitro, se estimulan las células del corazón, el cerebro y los músculos, pero sobre todo las células de la corteza hepática y renal, para complementar la glucosa que falta. Cada día se pueden producir entre 180 y 200 gramos de azúcar. Por lo tanto, nuestro nivel en sangre no suele caer por debajo de 3,5 mM o 60 mg/dl.

Este genial sistema, que casi parece demasiado bonito para ser cierto, también es muy vulnerable. Aunque nuestro cuerpo sea capaz de protegerse de niveles peligrosamente altos de glucosa en sangre mediante la secreción de más insulina, esto va asociado a algunos efectos secundarios desagradables. Por ejemplo, el aumento de la producción de insulina tiene como resultado un aumento de la retención de grasas y agua, un aumento del nivel de colesterol y por último, pero no menos importante, una presión arterial alta. Además, cuando la liberación de insulina aumenta regularmente, nuestras células reaccionan cada vez menos a la hormona, e incluso se vuelven inmunes a ella. Por lo tanto, para lograr el mismo efecto se debe liberar más insulina en la siguiente ingesta de azúcar, y así empieza una espiral sin fin.

Los carbohidratos son indispensables para una dieta saludable, pero esa es solo una cara de la moneda. Consumidos en exceso, son más perjudiciales que beneficiosos. Sin duda, nuestro cerebro y nuestras células sanguíneas no pueden prescindir de la glucosa, en absoluto, pero precisamente esta es la razón por la que en el transcurso de la evolución nuestro cuerpo ha inventado cosas tan maravillosas como la síntesis de glucosa a partir de residuos del metabolismo proteico. Por lo tanto, es aconsejable reducir la ingesta de carbohidratos y, por muy duro que sea, dar esquinazo con más frecuencia al pastel de chocolate, los refrescos y otras bombas de azúcar.

Como, por desgracia, muchos contemporáneos nuestros no hacen caso de este consejo bienintencionado, cada vez más personas sufren las consecuencias de una ingesta excesiva de carbohidratos. Con el resultado de que su presión arterial sube, sus niveles de colesterol alcanzan alturas vertiginosas y su grasa abdominal —que puede provenir no solo de las visitas regulares a la cervecería, sino también del estrés excesivo—[27] tiene un efecto muy poco beneficioso para su apariencia externa.

Si una persona consume demasiados carbohidratos, las células de su organismo se volverán cada vez más resistentes a la insulina, y esa persona se estará encaminando hacia la diabetes tipo II, la diabetes adquirida. Cuando se habla de esta variante de la enfermedad, se lee una y otra vez el concepto, bastante engañoso, de «diabetes de inicio en la edad adulta», según el cual solo la padecerían las personas mayores. Sin embargo, el número de jóvenes que desarrollan diabetes tipo II debido a la obesidad y la falta de ejercicio está aumentando drásticamente. Esta forma de diabetes se está convirtiendo en una enfermedad generalizada; casi el 90 por ciento de los siete millones de pacientes de diabetes en Alemania son diabéticos tipo II. Además, se calcula que hay unos cuatro millones de personas que, a pesar de padecer la enfermedad, todavía no han sido diagnosticadas porque, al encontrarse esta en un estado incipiente, todavía no es perceptible.

Lo que es seguro es que el páncreas de los diabéticos pierde la capacidad de producir la cantidad necesaria de insulina, lo que aumenta los niveles de azúcar en sangre. Pero ¿por qué es un problema, con lo fácil que es tomarse unas pastillas o inyectarse insulina? La respuesta es desilusionante: los pacientes que se inyectan insulina tienen un nivel más bajo de azúcar en la sangre, es cierto, pero también una presión arterial más alta, mayor índice de colesterol y más grasa corporal, lo que aumenta el riesgo de sufrir un daño vascular considerable en todo el cuerpo y también pone a la vuelta de la esquina un ataque al corazón, un derrame cerebral o, incluso, una disfunción eréctil. En bastantes pacientes, el suministro de sangre a todas las partes del cuerpo es tan deficiente que deben sufrir amputaciones.

La primera amputación que presencié en el quirófano fue la de la pierna inferior derecha de un diabético. En realidad, ya ni siquiera era

---

27. Véase «El corazón de la Bella Durmiente» a partir de la página 219.

una pierna inferior completa, porque dos años antes le habían amputado tres dedos del pie, y un año después, la mitad del pie. Este círculo vicioso no puede romperse administrando un máximo de insulina desde el exterior, sino que a la larga solo se romperá con una dieta baja en carbohidratos. Esta es la mejor manera de mantener en el nivel más bajo posible el riesgo de daños inducidos. Pero aunque la mayoría de personas afectadas sepan al dedillo lo que acabamos de afirmar, a muchas les resulta difícil seguir con constancia la dieta prescrita.

Con el fin de aumentar la autodisciplina, es importante realizar exámenes médicos con regularidad. Los diabéticos pueden establecer pautas de alimentación junto con el médico, buscar con su ayuda bombas de hidratos de carbono ocultas en la vida diaria, pero sobre todo, en estas consultas el médico descubrirá los «pecados de azúcar» cometidos durante las semanas anteriores. ¡El hombre de la bata blanca lo sabe todo! Se puede apreciar muy bien en los valores de la sangre si se ha «pecado» o no.

En este tipo de examen no solo se puede determinar el nivel actual de azúcar en sangre, sino también el llamado valor de HbA1c. La HbA1c es una forma especial de hemoglobina que une la glucosa consigo misma. Si el nivel de azúcar en sangre es elevado, también se registra más HbA1c en la sangre. Si ahora comparamos la proporción de HbA1c con la hemoglobina restante, podemos deducir la concentración de azúcar en sangre entre las cuatro y las doce últimas semanas. Con lo que los «pecados» salen a la luz. Así que levantarse a escondidas por la noche para comer algo no sirve de nada.

A muchos pacientes, estos análisis les llevan a un replanteamiento. Y una vez se han logrado los primeros éxitos dietéticos, la calidad de vida de muchos pacientes aumenta tanto, a pesar de las restricciones alimentarias necesarias, que a partir de ese momento se sienten encantados de seguir con los cambios.

Nuestro cuerpo es como una taza de café. Un poco de azúcar está bien, pero demasiado lo estropea. Y si se añaden otros factores de riesgo exponemos nuestro cuerpo, pero sobre todo nuestro corazón, a grandes peligros. Si la alteración en el metabolismo del azúcar se combina con una presión arterial alta, una desproporción de lipoproteínas y la llamada «adiposidad pronunciada» —sí, exactamente, la barriga cervecera—, se habla de una combinación mortal de los factores de riesgo, por así decirlo. El síndrome metabólico —bajo este término se agrupan los cuatro factores de riesgo—, junto con el tabaquismo, representan los factores de riesgo decisivos para las enfermedades vasculares arteriales.

Este síndrome es mucho más frecuente en los países industrializados que en las regiones poco desarrolladas. ¿Dónde radica el problema? Por supuesto, en nuestra forma de vida, especialmente en nuestra dieta. Los patatas apoltronadas son los más afectados, y este término incluye dos aspectos: sofá y patatas fritas. Porque, en nuestra sociedad, la sobrealimentación (rica en carbohidratos), combinada con una flagrante falta de ejercicio, es claramente la causa número uno de enfermedad junto con el tabaquismo.

La sobrealimentación continua lleva a la obesidad, que a su vez conduce a la resistencia a la insulina de nuestras células. Especialmente peligrosa es la grasa de la cavidad abdominal, que consiste en células grasas entre los órganos. Si se descompone, se producen ácidos grasos libres, que se liberan en el torrente sanguíneo y provocan que las células de los músculos y del hígado apenas respondan a la insulina. Como resultado, el nivel de azúcar en la sangre se eleva enormemente. Y con él, todo el rosario de consecuencias negativas.

NO PODEMOS PRESCINDIR DEL CORAZÓN

Todo sobre el sistema
de transmisión nerviosa, las
alteraciones del ritmo cardíaco,
la reanimación y el trasplante
de corazón

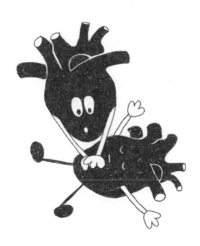

Un martillo neumático
en el pecho

La alteración del ritmo es una limitación anormal muy frecuente de la actividad cardíaca. Un corazón sano late incansable a ritmo constante, sin importarle si estamos despiertos o dormidos, si realizamos un esfuerzo físico o si estamos relajados. Nuestro corazón nunca duerme. Si te tomas tu tiempo y escuchas atentamente cómo trabaja tu corazón, incluso puedes notar que late más lentamente cuando después de subir las escaleras te sientas y te permites unos minutos de descanso.

Lo que sucede dentro del pecho durante el esfuerzo físico es lo que los médicos llaman taquicardia. Este término no significa otra cosa que «latidos rápidos», entendiendo por «rápido» más de 100 latidos por minuto. El fenómeno opuesto es la bradicardia, es decir, una frecuencia cardíaca inferior a 60 latidos por minuto. Aunque es preciso notar que se puede llegar a este valor sin estar enfermo. Por ejemplo, por la mañana temprano recién levantado. Incluso a mediodía, la frecuencia cardíaca puede ser inferior a 50 latidos por minuto, también conocida como «pulso en reposo». Esto es particularmente cierto en el caso de los atletas de competición, cuyo corazón bien entrenado tiene que latir con mucha menos frecuencia en reposo para suministrar a su cuerpo suficiente sangre y oxígeno que un corazón corriente o incluso debilitado por la enfermedad.

Pero en la frecuencia cardíaca no solo influyen el entrenamiento y la actividad física, sino también nuestro estado de ánimo, como pude comprobar en primera persona hace poco cuando me dirigía a una cita importante y me encontré ante uno de esos semáforos que regulan los tramos de carretera en obras. En esta pausa forzada tuve tiempo de escuchar a mi propio corazón, que al principio latía en silencio y luego cada vez más rápido a medida que veía lo poco que avanzaba entre una fase roja y otra y que el tiempo para llegar puntual se iba agotando. Hasta que, finalmente, martilleó como si dentro del pecho tuviera un martillo neumático.

Pero ¿qué está sucediendo si un latido tan rápido ocurre sin que exista un motivo para ello, es decir, si no hacemos ningún esfuerzo físico ni tenemos el más mínimo estrés? ¿Por qué motivo, estando tranquilamente sentados en el sofá, nuestro corazón ha empezado sin más a latir con fuerza? Pues suele haber una causa patológica, que debe ser examinada por un médico, ya que a menudo un trastorno del ritmo que ocurre de manera espontánea es una señal de que existe un problema cardíaco grave, el cual, sin embargo, por lo general solo puede determinarse con más exactitud después de un examen detallado. Para el médico no va a ser nada fácil, ya que estas alteraciones del ritmo a corto plazo rara vez ocurren en el consultorio del médico ni en la sala de exploración, lo que dificulta su evaluación.

Sin embargo, es importante no desanimarse ni avergonzarse, sino describir los trastornos sufridos lo mejor posible. ¿Con qué frecuencia sufres este tipo de palpitaciones? ¿Son siempre del mismo tipo y tienen la misma duración? ¿Cómo empieza, de forma rápida y súbita, o, por el contrario, la frecuencia cardíaca aumenta bastante lentamente? ¿Termina de repente o en una especie de *decrescendo*? ¿Esta convulsión dura unos pocos minutos o puede llegar a durar horas? Y una pregunta especialmente importante para los servicios de socorro: ¿los latidos del corazón se aceleran, pero con regularidad, o existe la llamada taquiarritmia, que se caracteriza porque el corazón, además de latir más de 100 veces por minuto, lo hace de forma irregular? Es decir, no hace Bu-Bum, Bu-Bum, Bu-Bum, sino, por ejemplo Bu-Bum —pausa— Bu-Bum, Bu-Bum —pausa— Bu-Bum —pausa— Bu-Bum, Bu-Bum.

Si los latidos del corazón son irregulares, es en extremo importante hacer un electrocardiograma, es decir, un registro de la actividad eléctrica del músculo cardíaco, ya que síntomas como la dificultad de respirar o el dolor torácico, así como la arritmia, también pueden indicar un ataque cardíaco. Pero eso no significa que todas las personas que no tienen un latido cardíaco regular deban tener miedo de sufrir un ataque cardíaco. Aunque un ataque cardíaco a menudo está asociado con un latido cardíaco irregular, un latido cardíaco irregular no siempre significa un ataque cardíaco inminente. Incluso en individuos completamente sanos, en ocasiones el corazón puede detenerse brevemente o pueden notarse otras irregularidades.

Solo cuando estos fallos se repiten o el corazón late sin seguir ritmo alguno se habla de una arritmia cardíaca. La arritmia no tiene por qué suponer una amenaza para la vida y la integridad física, pero sí perturba la vida cotidiana. Especialmente cuando reduce la resistencia física en las actividades cotidianas, como preparar café por la mañana o subir escaleras. A veces también causa mareos o náuseas; en definitiva, en cualquier caso, es molesta. Lo descubrí durante un servicio de emergencias cerca del lugar donde nací.

Curva cerrada a la izquierda, aceleración en la recta, frenada, curva cerrada a la derecha, aceleración, frenada, y de nuevo una curva a la derecha. El motor aúlla cuando mi compañero Tom pisa de nuevo el acelerador en la siguiente recta de la sinuosa carretera rural. Me siento como si estuviera en un coche de carreras.

«¡Esto no es un avión! ¡Baja la velocidad!», le murmuro muy tenso. «Si no, verás aparecer mi desayuno.» Todavía tengo tiempo de sonreír, pero para no ser tambaleado de un lado a otro en mi asiento me aferro desesperadamente a la manija de la puerta. Tom parece disfrutar del viaje mucho más que yo. Le considero un conductor rápido aunque muy seguro, pero por la mañana temprano ni me apetecen según qué cosas ni hacen falta. Sobre todo porque estamos a solo unos centenares de metros de nuestro lugar de destino, una casa adosada. Según el informe, debemos asistir a un paciente varón de 69 años con traumatismo craneal.

Llegamos a la recta final a velocidad reducida, porque tengo que ir buscando el número de la casa. «Ahí está», grito mientras mi compañero detiene el coche. En la puerta, hay un anciano de pie que se presiona la frente con una toalla empapada de sangre. Nos hace pasar a la cocina. Es una estancia moderna, de acero cepillado, en cuyo centro hay una mesa de madera maciza. En las baldosas de la cocina veo varias manchas de sangre, como si el hombre hubiera ido chorreando mientras buscaba un trapo de cocina. Tom empieza a recoger los primeros datos mientras yo le examino la frente, que presenta una herida limpia de apenas dos centímetros. Enseguida le aplico un vendaje en la cabeza.

Durante el cuestionario, el hombre nos cuenta que de un segundo a otro se le ha nublado la vista por completo, y que inmediatamente después se ha encontrado en el suelo. En su trayectoria camino de la horizontalidad, por lo visto topó con el borde de la mesa. Mi compañero le mide la presión arterial y el pulso. «Pulso bien palpable, frecuencia normal, pero arrítmico», dice mientras me mira expectante. ¡Arrítmico! Eso significa que debo preparar un electrocardiograma. Al momento, los electrodos ya están pegados y una línea parpadea en la pantalla. Tom y yo la observamos de cerca, y ambos llegamos a la misma conclusión: arritmia, pero sin otras características llamativas. Decidimos llevar al paciente al hospital sin avisar al médico de urgencias.

Evaluar este tipo de disfunciones cardíacas es como caminar por la cuerda floja. ¿Se trata de una afección estable o variable? ¿El corazón se acelera o se ralentiza, cambia el electrocardiograma? Y, sobre todo: ¿cómo está el paciente? ¿Se puede transportar de forma segura en estas condiciones? En nuestro caso concreto, sin embargo, la situación es bastante clara: el hombre está orientado, tiene una circulación estable y el sangrado está bajo control. La arritmia es el único motivo de preocupación. Al mismo tiempo, sin embargo, también es la solución al misterio, porque, después de descartar un infarto agudo por elevación, estamos seguros de que fue la razón del desvanecimiento repentino. Puede ocurrir que el tiempo transcurrido entre dos latidos sea tan grande que el cerebro no reciba oxígeno durante un corto período de tiempo. En estos casos, la persona afectada pierde el conocimiento durante unos segundos y, por lo general, cuando toca el suelo ya vuelve a estar consciente.

En la mayoría de casos no suele ser una amenaza para la vida, a menos que el afectado sea funambulista. Pero despertarse en el suelo con una herida que sangra es, sin duda alguna, bastante desagradable. Por lo tanto: es imprescindible visitar a un médico para hallar el modo de controlar el problema.

Realmente no creo que el trastorno rítmico, muy común, sea una auténtica enfermedad. Se trata de la extrasístole, que se caracteriza porque el corazón no late a ritmo de galope, sino que es como si diera un pequeño traspiés. La extrasístole es una acción de bombeo adicional de los músculos del corazón que no encaja en el ritmo regular. Solo en raras ocasiones se asocia con interrupciones cortas, pero para la persona afectada lo peor es que el siguiente latido después de la extrasístole puede notarse como un disparo de cañón. A veces da mucho miedo. Pero para las personas que, por lo demás, estén sanas, una extrasístole de este tipo no supondrá ningún problema. Al fin y al cabo, solo es un latido más de los normales.

En tales casos, a veces da buenos resultados tomar un ECG de 24 horas del «enfermo», que llevará consigo un dispositivo móvil durante un día entero. Después de estas 24 horas, el médico puede evaluar el cardiograma y buscar pistas para el diagnóstico exacto. Luego hay que decidir si se puede producir una mejoría introduciendo cambios en la dieta, si se debe prescribir una medicación o incluso realizar una ablación con catéter para combatir el «tropiezo» cardíaco.

Realizar una ablación con catéter consiste en introducir un tubo delgado a través de un vaso sanguíneo desde la ingle hasta el corazón. Por ejemplo, se puede utilizar para eliminar determinadas áreas dañadas del músculo cardíaco que interfieren con el ritmo de los latidos. Dependiendo de la sección del músculo cardíaco afectada, esta operación puede realizarse con bastante rapidez, pero también puede durar varias horas. Las complicaciones, como el daño en los vasos sanguíneos o infecciones, son muy poco frecuentes. Por lo general, esta intervención se realiza bajo anestesia local y el paciente puede abandonar la clínica al día siguiente.

Según publicó en 2010 el *Deutscher Herzbericht*, un informe anual que analiza la epidemiología de las enfermedades cardíacas y su tratamiento en Alemania, en dicho año se practicaron en Alemania un total de 44.000 intervenciones de este tipo. Se trata de un procedimiento que se utiliza con éxito en distintas variantes de arritmia cardíaca, como la fibrilación auricular, es decir, la contracción incontrolada de las aurículas. Según un estudio español, un año después del tratamiento el corazón sigue «sin tropezar» en tres de cada cuatro pacientes. Estas arritmias, lejos de constituir un problema exclusivo de personas mayores, son bastante comunes en hombres y mujeres más jóvenes.

Cuando las vacaciones se convierten en un sufrimiento para las aurículas

Un corazón humano sano es una máquina bien engrasada, accionada por diferentes motores que cooperan a la perfección, los llamados nodos sinoauriculares calientes, nodos A-V, haz de His, nódulo de Aschoff-Tawara y fibras de Purkinje. Son un tipo de marcapasos que utiliza señales eléctricas que generan y transmiten de forma independiente para hacer que el músculo cardíaco funcione, es decir, que lata. Hablaremos de ellos y de lo genial que trabajan más adelante. En primer lugar, para los componentes individuales de la excitación cardíaca. El principal cadenciómetro de esta ajustada jerarquía es el nodo sinoauricular, que determina con qué frecuencia y regularidad late nuestro corazón. Si se sufre una presión arterial alta, un defecto de la válvula cardíaca, una enfermedad del músculo cardíaco o una glándula tiroides hiperactiva, puede suceder que los músculos auriculares ya no sigan las instrucciones del nódulo sinoauricular.

El corazón ya no trabaja entonces de manera uniforme y rítmica, sino que empieza a contraerse y relajarse sin coordinación. El resultado es la ya mencionada fibrilación auricular. Pero ese no es el único efecto grave. Más concretamente, la transmisión de los impulsos eléctricos en dirección a los ventrículos también está fuera de control, lo que tiene la consecuencia de que las aurículas realizan unos movimientos improductivos, sino que, además, la frecuencia del pulso se vuelve irregular. En este caso, los médicos hablan de una arritmia absoluta.

Imagina que tienes un pulso rápido con más de 100 latidos por minuto, sin haber hecho ningún deporte antes. Te cuesta respirar, incluso se convierte en una auténtica carga, y te asustas. Sientes como si estuvieras atado por el pecho, el sudor se desliza por tu frente y luego, de un segundo a otro, vuelves a sentirte muy bien, como si nada hubiera sucedido. Lo que acabas de experimentar no ha sido un ataque al corazón y ni mucho menos una imaginación, sino una fibrilación auricular. Para comprobarlo de forma inequívoca, se realiza un ECG en urgencias.

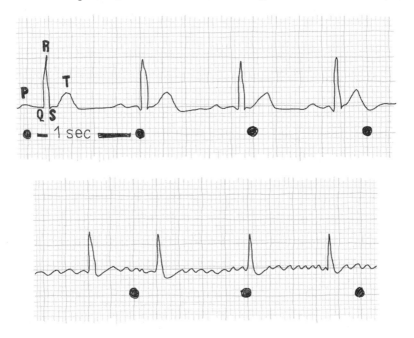

El **ritmo sinusal** (arriba) regula el corazón según los parámetros correctos. La diferencia con la **fibrilación auricular** (abajo) es claramente visible.

Aunque la fibrilación auricular no representa una seria amenaza ni para la vida ni para la integridad, sus consecuencias no dejan de ser peligrosas. El mayor peligro es que la alteración de la circulación sanguínea ocurra en las aurículas, causando que la sangre se espese y forme coágulos, que pueden ser transportados por el torrente sanguíneo hacia la circulación corporal y continuar migrando hasta ser arrastrados a un vaso más pequeño cuyo diámetro ya no les permite pasar. Este coágulo o trombo se convierte así en una especie de corcho vascular que provoca que otras partes del cuerpo reciban menos circulación sanguínea o ninguna. Si algo así sucede en el cerebro, el resultado es un derrame cerebral. El trombo desencadena un ataque cardíaco en los vasos coronarios y una embolia pulmonar en una arteria pulmonar. Sin la rápida atención de los servicios de emergencia, puede ser el fin.

En la fibrilación auricular, el aumento de la frecuencia cardíaca hace que el corazón se lance a una prolongada carrera de *sprint* y, como un atleta que se queda sin aliento, se vuelva más y más lento hasta que, en el peor de los casos, finalmente deje de correr por completo. Si la fibrilación persiste durante varios días o semanas, el músculo cardíaco se debilita considerablemente. El resultado es la ya mencionada insuficiencia cardíaca.

Pero ¿por qué puede ocurrir, y lo cierto es que ocurre con frecuencia, algo así en una máquina bien engrasada como el corazón, incluso a una edad temprana? Además de causas como un ataque cardíaco o una traicionera calcificación de los vasos sanguíneos, en los jóvenes en particular tiene un desencadenante que se está haciendo cada vez más común. Es una sustancia con muchos nombres. Los químicos la llaman C_2H_5OH, muchos lo conocen más bien como «priva» o «combustible». Donde yo nací, le llaman «provisiones». Estamos hablando del alcohol, por supuesto. Por eso los médicos a veces denominan la fibrilación auricular como del «Holiday-Heart-Syndrome» (síndrome del corazón de veraneo), ya que a menudo ocurre después del abuso de alcohol durante los días de los festivales musicales y las vacaciones.

Pero el alcohol no es el único factor de riesgo que provoca la aparición de la fibrilación auricular. Las enfermedades de la válvula mitral, varios defectos cardíacos e inflamaciones o, simplemente, la edad son causas comunes. Y aunque no es inusual que los jóvenes se vean afectados, a partir de los 50 años el riesgo de descoordinación aumenta en casi un 50 por ciento cada 10 años. Las personas con la presión arterial alta también están particularmente en riesgo, y tienen casi el doble de posibilidades de contraer la enfermedad. Pero también pueden desencadenar la traicionera descoordinación otras enfermedades que aparentemente tienen más que ver con los pulmones que con el corazón, como la apnea del sueño, es decir, interrupciones respiratorias que se producen mientras se duerme.

La fibrilación auricular es una de las causas más comunes de ingreso en el hospital o de una visita al médico. Las cifras están aumentando, lo que puede deberse en parte a nuestro estilo de vida «centroeuropeo». Afortunadamente, junto con el número de casos también ha aumentado el número de tratamientos exitosos. La esperanza de vida de los pacientes que sufren fibrilación auricular aumenta sin cesar. Si son menores de 65 años, en la actualidad su esperanza de vida es similar al de las personas sin alteraciones del ritmo, gracias, en buena parte, al hecho de que cada vez se empieza antes a tratar estas anomalías, ya que la probabilidad de que se repitan aumenta con cada episodio agudo, hasta que en algún momento el mal se cronifica. La perfección se alcanza a base de práctica, y el corazón practica magistralmente el parpadeo.

Si las aurículas se descoordinan durante una semana o más, se denomina *fibrilación auricular persistente*, que se caracteriza porque el corazón no puede recuperar el ritmo normal sin ayuda. Puede manifestarse de modos muy distintos. Por ejemplo, se pueden tomar medicamentos que ayuden al ritmo cardíaco. O se puede probar con el método conocido como cardioversión, que consiste en ayudar al corazón con sobrecargas de corriente relativamente débiles, pero efectivas.

Si no es posible restaurar el ritmo sinusal de esta manera, las posibilidades son limitadas. La prioridad principal es entonces la alta frecuencia de pulso. Se están haciendo esfuerzos para reducirlos a un nivel aceptable, pero esto aún no ha eliminado el riesgo de formación de coágulos. Por lo tanto, se intenta controlarlos con anticoagulantes, por ejemplo Macumar.

Si la terapia farmacológica para reducir la frecuencia cardíaca no funciona del modo deseado, todavía existe la posibilidad de esclerosar el nódulo AV de los sistemas de estimulación y conducción y así separar eléctricamente las aurículas de los ventrículos. Pero esto no está exento de problemas, porque se debe forzar a los ventrículos a funcionar de manera rítmica con la ayuda de un dispositivo llamado *marcapasos*, que es una especie de reloj artificial que sustituye el sistema de estimulación eléctrica natural. Puede imaginarse como una bujía de encendido adicional en un motor. Si las «bujías de encendido del corazón» ya no son capaces de mantener el motor funcionando lo suficiente, el dispositivo las ayuda.

Un marcapasos suele consistir en una carcasa con batería y hasta tres cables, llamados electrodos o sondas, conectados al músculo cardíaco para comprobar sus latidos. Tan pronto como el ritmo se vuelve demasiado lento o tiene un fallo, el marcapasos utiliza impulsos eléctricos para que el músculo cardíaco se tense y expanda a la velocidad correcta, a fin de que el órgano lata de manera estable y regular. Porque, si no lo hace, existe el peligro de que la persona afectada caiga desmayada o que se maree permanentemente. No es raro que el corazón lata con normalidad mientras se está acostado en el sofá pero que de repente se vuelva demasiado lento al menor esfuerzo físico. En tales casos, un marcapasos —el primero de los cuales se utilizó en Suecia en 1958— es una verdadera bendición.

Los marcapasos modernos no suelen ser más grandes que una moneda de dos euros y, por lo tanto, no atraen en absoluto la atención. Dependiendo de si este dispositivo es necesario de forma permanente o solo temporal, se utilizan diferentes modelos, que pueden colocarse por encima o por debajo de la piel, por lo que no siempre es necesario un bisturí. En algunos casos, por ejemplo, es posible, simplemente, pegar un electrodo grande a la piel por encima del corazón, desde donde hace su trabajo con sus descargas eléctricas regulares. Sin embargo, los impulsos deben ser relativamente fuertes, porque se supone que deben penetrar hasta el corazón a través de la piel. Por eso, normalmente estos marcapasos externos —también llamados «no invasivos», es decir, que no dañan los tejidos— se utilizan solo en situaciones de emergencia o cuando, por alguna razón, hay que proceder con especial rapidez.

Otra manera, pero bastante impopular, de estimular el corazón es hacerlo a través del esófago. El electrodo se inserta en el esófago y se detiene a nivel del corazón. Entonces el marcapasos suministra impulsos eléctricos al corazón desde allí. Sin embargo, al ser relativamente desagradable para el paciente, rara vez se utiliza este procedimiento.

También es posible introducir el electrodo a través de una vena hasta la mitad derecha del corazón, al que se conecta entonces el marcapasos propiamente dicho, que se encuentra en el exterior del cuerpo. Sin embargo, esta estimulación intracardíaca es solo una solución de emergencia temporal, porque toda conexión desde el interior del cuerpo hacia el exterior representa una posible entrada de gérmenes patógenos, es decir, existe un riesgo de infección que no debe subestimarse. Los gérmenes tienen que quedarse afuera; por lo tanto, hay que dejarles las puertas lo más cerradas posible.

Por lo general, sin embargo, cuando se habla de un marcapasos se trata de un dispositivo que se implanta debajo de la piel o incluso debajo del músculo pectoral. Aunque puede parecer peligroso, para el paciente la intervención para colocarlo resulta casi inofensiva, y a menudo solo requiere anestesia local. Este tipo de marcapasos hará que el corazón lata rítmicamente durante entre cinco y diez años.

Pero antes de llegar a necesitar este dispositivo hay muchas maneras de proteger el corazón de las alteraciones del ritmo. Un método muy agradable: relajarse, ¿por qué no directamente unas vacaciones? Mientras no sea a uno de esos lugares con pulserita de «bebidas alcohólicas ilimitadas incluidas», el peligro de que las vacaciones acaben en un sufrimiento es muy pequeño.

El marcapasos natural

La musculatura de nuestro corazón se compone de miles y miles de millones de células que se contraen y se relajan rítmicamente de manera alterna y sin descanso. Se origina así el latido, que, en realidad, no es más que una contracción muscular provocada por un impulso eléctrico.

El responsable de estos impulsos es un ingenioso sistema de células especializadas que lleva a cabo la formación de la excitación y su transmisión a la musculatura cardíaca. Estas células se diferencian de las demás, entre otras cosas, porque pueden excitarse por sí mismas, es decir, sin recibir «órdenes de arriba». En el fondo se comportan, pues, como una persona adicta al trabajo, que trabaja sin pausa voluntariamente y nunca necesita que el jefe le eche un sermón.

El supremo generador de impulsos o marcapasos primario es el nódulo sinusal, que ya conoces. Este «director de orquesta» consta de un montón de células especializadas en el ámbito de la aurícula derecha. Si tuviera que describir su situación exacta, me sentiría un poco desbordado. Casi tanto como el sistema de navegación de mi automóvil, que a veces se lía bastante. «Tuerza por la vena cava superior hacia la aurícula derecha. Su destino se encuentra a la izquierda.» Miro a la izquierda, y no veo nada. «Por favor, gire.» Giro. «Su destino se encuentra a la derecha.» Precisamente ahí no he visto nada, pero vale. Le sigo el juego, vuelvo a fijarme bien y sigo sin descubrir nada. «Por favor, gire.»

Cada vez le tengo más ganas a esa voz incorpórea, pero obedezco y sigo buscando. «Ha llegado a su destino.» Estoy furioso. «¡La guía de ruta finaliza aquí!» ¡Fantástico! Sigo sin ver el menor indicio. En este caso, sin embargo, el navegador, de manera excepcional, no tenía la culpa. Y es que el nódulo sinusal, en efecto, está situado cerca de la desembocadura de la vena cava superior, pero no se diferencia en nada del tejido circundante. El navegador, en cierto modo, solamente puede indicar en qué calle vive, pero no tiene ni idea del número de su casa.

El nódulo sinusal trabaja, pues, de manera por completo independiente y con una frecuencia de 70 excitaciones por minuto. Las señales que produce llegan a las aurículas y allí se ocupan de contraer la musculatura. Antes ya se han abierto las válvulas situadas entre las aurículas y los ventrículos para que la sangre pueda penetrar. Ahora, la contracción de las aurículas introduce algunos mililitros más de sangre en los ventrículos. En cuanto están llenos, las válvulas se vuelven a cerrar. Al mismo tiempo, sin embargo, el nódulo sinusal transmite la señal también al marcapasos secundario, el nódulo AV (auriculoventricular, es decir, relativo a aurículas y ventrículos). El nombre describe, pues, la situación aproximada en la transición de la aurícula derecha al ventrículo derecho. Se le llama marcapasos secundario porque, a semejanza del nódulo sinusal, puede generar impulsos eléctricos de manera por completo independiente.

Si el nódulo sinusal dejara de cumplir su cometido, por ejemplo a consecuencia de un infarto, el nódulo AV todavía estaría en condiciones de generar de 40 a 50 excitaciones por minuto y de mantener así el corazón funcionando. En semejante situación, él es, por decirlo de alguna manera, el generador de emergencia para que el corazón siga latiendo. Normalmente, sin embargo, no está activo de por sí, sino que se limita a transmitir las señales del nódulo sinusal.

Y eso no lo hace a la velocidad del rayo, sino con cierto retraso. Este retraso es el tiempo de transmisión auriculoventricular, y su función es que los músculos de aurículas y ventrículos no se contraigan a la vez, sino uno a continuación de otro. Primero se contraen las aurículas y se bombea sangre a los ventrículos. Luego se contraen los ventrículos, que mueven la sangre hacia el sistema circulatorio o a los pulmones. De paso, el nódulo AV es también una especie de «guardia». Y es que, si es necesario, es decir, si le llegan demasiadas excitaciones, puede bloquearlas, como el portero de una discoteca exclusiva.

Eso puede suceder, por poner un ejemplo, en caso de fibrilación auricular. Antes de que la excitación alcance la musculatura ventricular desde el nódulo sinusal a través del nódulo AV, todavía deberá transitar por el llamado haz de His, que, aproximadamente, está situado un centímetro más allá en dirección al ápice del corazón. Se le llama así en honor a su descubridor, Wilhelm His, y en caso de emergencia puede autoexcitarse, como los nódulos sinusal y AV. No obstante, su frecuencia, de 25 a 40 excitaciones por minuto, es mucho menor que las de los otros dos marcapasos internos. Si ambos nódulos enmudecen, el haz de His se verá obligado a encargarse de la excitación.

En un corazón sano, este ritmo, llamado ritmo ventricular de escape, por suerte nunca aparece, puesto que la señal del nódulo sinusal o del nódulo AV, que llega normalmente, se superpone a la frecuencia propia del haz, y este se atiene con sumo gusto a las instrucciones que vienen «de arriba». El mecanismo se parece un poco a esos juegos en los que los participantes, que están en fila india, se van transmitiendo información, solo que aquí la pérdida de información es mínima. Con todo, el haz de His se designa como marcapasos terciario, es decir, como tercera estructura formadora de excitaciones del sistema de excitoconducción cardíaca. El nódulo sinusal, por decirlo así, es el jefe, y el nódulo AV y el haz de His son los empleados modelo. Pero ahora llegamos a terreno resbaladizo. Y es que aquí entran en acción dos nódulos excitadores.[28] Los impulsos eléctricos los transmite el haz de His, en el tabique interventricular, a través de una vía izquierda y una vía derecha, el nódulo de Aschoff-Tawara, hasta una red fibrosa, las fibras de Purkinje.[29] Estas conducen la fina corriente a la musculatura ventricular, que, a continuación, se contrae en el acto. Aunque esta red tiene muchas ramificaciones, no alcanza a todas las células musculares. Por eso, entre las células existen enlaces eléctricos, las llamadas sinapsis eléctricas,[30] que transmiten diminutas corrientes, de modo que estas alcanzan realmente cualquier ámbito de la musculatura sin problemas.

---

28. Se clasifican como marcapasos terciarios con el paquete de His.

29. O hilos de Purkinje.

30. El término inglés, *gap junctions*, es más popular.

En un corazón sano, el nódulo sinusal es aquella parte del sistema de excitoconducción que marca el ritmo a las demás, como el capataz de una obra lo marca a los trabajadores. Pero ¿por qué la excitación no se transmite enseguida de las aurículas a los músculos de los ventrículos? ¿No tendría que ser así, y aún con mayor motivo cuando, mirando el asunto con más detenimiento, se aprecia que estos están directamente unidos al corazón? La razón es el llamado esqueleto del corazón, un tabique de tejido conjuntivo existente entre la musculatura de aurículas y ventrículos que impide el paso a los impulsos eléctricos. Y es que, al fin y al cabo, las aurículas son las primeras que deben contraerse; luego, con cierto retraso, lo harán los ventrículos. Un sistema de lo más ingenioso, ¿no es cierto?

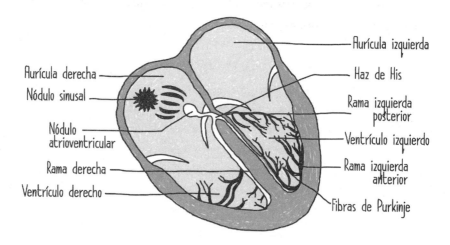

Así se puede representar el sistema de células que forman la excitación y la transmiten.

Pero no solo es importante que el impulso eléctrico no pase directamente de la musculatura de las aurículas a la de los ventrículos, sino también que dentro del ventrículo la excitación transcurra en orden. Causaría pavor si circulara por el interior de un ventrículo, es decir, de un lado a otro, y volviera a rebotar. Entonces sería imposible que el corazón funcionara de manera normal y que el cuerpo tuviera un buen abastecimiento de sangre.

Por suerte, en un corazón sano, un sencillo fenómeno impide que se produzca esta devastadora catástrofe. Y es que, si las células musculares se ven excitadas, tardan un poquito en reaccionar a una nueva señal. (Cualquier parecido con los hombres justo después de practicar el sexo es pura coincidencia...) Durante una fracción de segundo, las células son, pues, insensibles por completo a todo impulso eléctrico. Si en este mínimo espacio de tiempo una excitación alcanza la célula, sencillamente, desaparece sin actuar y no ocasiona daño alguno.

El corazón, con su sistema de excitoconducción, dispone, pues, de un marcapasos propio. Una máquina en verdad refinada. Pero incluso la mejor máquina puede estropearse y debe repararse. Y, como ocurre con los automóviles modernos, para ello se utiliza un «lector de averías», un instrumento que revela al experto si la excitación transcurre como es debido o si, por el contrario, hay algo que no funciona.

Si ves el campanario, el cementerio no estará lejos

El ECG es, con diferencia, el método de reconocimiento más importante en cardiología y medicina de urgencias. Algunos alemanes dirán ahora: «Claro… ¡Eso lo sé por la exploración que me hicieron en la mili!» Por desgracia, debo desengañarles, pues en el reconocimiento del que aquí se trata quisiera pedirles con toda amabilidad que se dejaran puestos los calzoncillos.[31] La abreviatura ECG significa «electrocardiograma», que podría traducirse, pongamos por caso, por «registro de la corriente cardíaca». Y también se trata de la posibilidad de representar la actividad eléctrica cardíaca en forma de línea, o sea, una curva. Al fin y al cabo, las células musculares deben verse excitadas antes de que el corazón realice cualquier acción, y eso puede registrarse.

Si se considera la musculatura cardíaca como un motor, la excitación es, por decirlo así, la chispa de encendido. Para captarla, se adosan al tórax unos electrodos que registran las actividades eléctricas de las fibras musculares del corazón o, dicho con más exactitud, las variaciones en la tensión eléctrica. Los valores medidos se reflejan en forma de línea en una pantalla o en una hoja impresa.

EL ECG se emplea de distintas maneras. La más conocida es el ECG en reposo. Este ECG, que probablemente todo el mundo se hace tarde o temprano a petición del médico de familia, apenas dura uno o

---

31. «Agarrón para el control de huevos» es la expresión coloquial para referirse al examen de palpación testicular.

dos minutos. Este método de medición es ahora muy popular en la medicina de urgencias. Sin embargo, el inconveniente es que solamente se puede reconocer y evaluar lo que pasa en el pecho justo en el momento de efectuarlo.

Si un paciente se queja de palpitaciones al hacer un esfuerzo, pero cuando está tranquilo no se queja en absoluto y no lo percibe, el ECG en reposo no es el método adecuado. En su lugar, en tal situación sería mejor efectuar un ECG de esfuerzo. El paciente, sentado o en posición semiyacente, se ve sometido a esfuerzo físico durante un cuarto de hora escaso; por regla general, debe impulsar unos pedales, como si montara en hidropatín o en bicicleta. Se va aumentando la carga de esfuerzo de manera sucesiva hasta que el paciente ya no puede más o sería peligroso dejar que . siguiera esforzándose. Desde luego, la medición tiene mayor valor declarativo en tanto en cuanto el afectado se acerca más a su límite máximo de carga. Sin embargo, por razones de seguridad, se interrumpe el reconocimiento cuando se llega a un valor de frecuencia de pulso que se obtiene de restar a 220 la edad del paciente, es decir, en una persona de setenta años, se interrumpiría al llegar a un valor de 150.

Mientras pedalea, al paciente se le toman la tensión arterial y el pulso repetidamente; sobre todo, sin embargo, el ECG se efectúa en condiciones de esfuerzo creciente y se observa si los valores cambian y de qué modo o si la persona tiene arritmias, dolor en el pecho, sensación de vértigo o dificultad para respirar. A continuación, mientras descansa, también se le toman la tensión y el pulso; solo así puede tenerse una idea de su estado de forma. Cuanto más rápidamente se normalicen la tensión arterial y la frecuencia cardíaca una vez realizado el esfuerzo, más en forma estará la persona.

Otra posibilidad, un tanto más laboriosa, es analizar un ECG de larga duración, en el que el paciente debe llevar consigo, durante un período de tiempo que puede durar de uno a tres días, un aparato de ECG que registra la actividad cardíaca de modo permanente. Así se puede comprobar si existe un ritmo cardíaco normal de manera duradera o si este cambia amenazadoramente con el esfuerzo físico diario. A modo de ejemplo, con el sexo. O al tirar un penalti. O cuando uno pierde los nervios en un concierto de André Rieu al oír cómo rasguea el violín.

Para casos así, se realiza un ECG de larga duración o se envía al paciente a casa con una grabadora de eventos cardíacos. Por su estructura, esta es casi igual que un ECG de larga duración, con electrodos en el pecho y todo, pero la grabadora registra la actividad cardíaca solamente cuando el paciente pulsa un botón. Si no, no memoriza nada.

Si se pueden sacar conclusiones de que hay problemas cardíacos sobre la base de un ECG es gracias a que los cambios patógenos tienen repercusiones mensurables sobre nuestra actividad cardíaca. Es posible advertir si se altera el sistema de excitoconducción y, así, la actividad cardíaca, por ejemplo como consecuencia de un infarto, porque la línea del ECG se diferencia de manera característica de la de un corazón sano. Los picos se muestran en lugares que no corresponden o desaparecen por completo, su distancia puede modificarse o, en el peor de los casos, al pararse el corazón, el aparato no indica sino una línea recta que no se mueve.

El ECG de un corazón sano tiene este aspecto:

Los distintos picos y ondas se designan de izquierda a derecha con las letras P, Q, R, S y T. Por qué no se designan con A, B, C, D o E es algo que, sinceramente, no está al alcance de mi comprensión. Sospecho que se ha tomado como referencia el sistema de coordenadas del matemático francés Descartes. En este sistema, llamado cartesiano, se designa un punto determinado con una P mayúscula. Pero qué más da. Lo principal es que todo el mundo sabe lo que se quiere expresar con las distintas denominaciones.

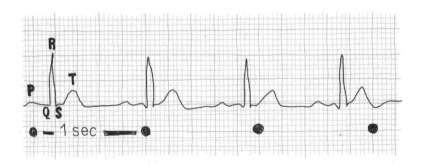

Así es un ritmo sinusal normal.

La onda P se origina por la excitación de las aurículas, es decir, por la formación del estímulo en el nódulo sinusal y la excitación de la aurícula que resulta de ello. A continuación, sigue el mayor pico del ECG, el llamado complejo QRS, con los dos pequeños, dirigidos hacia abajo, Q y S, así como el pico R, alto, que se encuentra entre los dos. Este complejo se origina por la contracción de los ventrículos, cuyo inicio marca el pico Q y cuyo final marca el pico S.

Ahora solo falta la onda T. Esta representa el retroceso de la excitación en los ventrículos y está dirigida hacia arriba porque el proceso transcurre en la dirección contraria, desde el ápice hasta la base del corazón. A veces, después de la T se advierte otra onda, la llamada onda U (que no se ve en el dibujo), que por regla general se encuentra en fluctuaciones posteriores del retroceso de excitación.

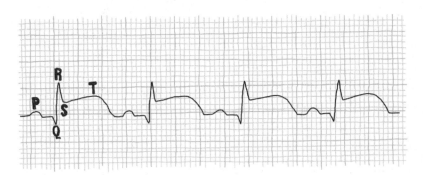

La elevación del segmento ST indica infarto. Tiene el aspecto de una iglesia, campanario incluido.

Además, la línea del ECG se subdivide en intervalos determinados. El más interesante por lo que respecta a la medicina de urgencias es el segmento ST. Este cambia claramente cuando, a consecuencia de un infarto, se produce falta de oxígeno. Entonces, la línea del ECG parece un poco el campanario de una iglesia. De ahí el dicho: «Si ves el campanario, el cementerio no estará lejos». Bastante macabro, admitámoslo, pero sin semejantes proverbios muchas cosas, sencillamente, serían difíciles de recordar. Eso se aplica, y no en último término, al ECG, cuyos diagnóstico e interpretación son toda una ciencia en sí mismos.

Uno de los fenómenos espectaculares que el ECG registra con más frecuencia es la llamada taquicardia sinusal, que consiste en una actividad cardíaca acelerada, con más de cien latidos por minuto. En niños pequeños es algo normal; en adultos, por el contrario, las más de las veces es índice de que el corazón expulsa muy poca sangre y, desesperado, intenta compensar el escaso abastecimiento del cuerpo latiendo febrilmente. Un estado así pueden provocarlo, pongamos por caso, una herida que sangre en abundancia o un choque, pero también puede ser consecuencia de una miocarditis o una insuficiencia cardíaca. Incluso el asco y el miedo, que, entre otras sensaciones, provocan en mí los activistas de Pegida, el movimiento islamófobo alemán, pueden llevar al corazón a límites peligrosos. Entonces, la interacción regular entre aurícula y ventrículo no se altera; simplemente, todo sucede demasiado deprisa.

Y como —véase Pegida— la agitación o el miedo pueden acelerar el pulso de manera considerable, no es infrecuente que los pacientes tengan el pulso acelerado incluso en la consulta del médico. Mantener con este una conversación complicada con preguntas incomprensibles no ayuda a perder el miedo. En una entrevista así, sobre todo si gira en torno al corazón, es útil, por lo menos, haber oído alguna vez los conceptos básicos del diagnóstico del ECG para que la jerga especializada ya no pueda confundir tanto.

Lo contrario de la taquicardia es la bradicardia sinusal, en la que el corazón, con una frecuencia inferior a los 60 latidos por minuto, trabaja de manera lentísima. Eso es, como hemos visto, completamente normal en deportistas bien entrenados que están en reposo, pero la bradicardia también pueden provocarla una sobredosis de medicamentos, un infarto, el hipotiroidismo, la hipotermia o el llamado síndrome del nódulo sinusal enfermo (SNSE). La denominación de bradicardia incluye varias alteraciones del ritmo cardíaco que tienen su causa en el tejido dañado del nódulo sinusal. En esos momentos, pues, nuestro propio director de orquesta estrella se ve atacado de pleno.

Si en el ECG la distancia entre cada latido cambia de continuo, tenemos una alteración del ritmo, la llamada arritmia sinusal. Bien es verdad que la inspiración y la espiración pueden ocasionar semejantes fenómenos espectaculares, pero eso se da con mucha más frecuencia en niños y jóvenes que en adultos.

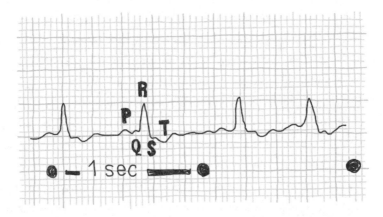

En la arritmia sinusal, la distancia entre los complejos ventriculares es irregular.

Más que llamativa es la desviación del ritmo sinusal normal que se produce en casos de fibrilación auricular, una de las alteraciones del ritmo cardíaco más frecuentes. En estas situaciones, las aurículas, como hemos visto, trabajan de manera completamente irregular. Si una parte de su musculatura se contrae, otra puede relajarse en ese mismo momento, lo que conduce a que la línea que hay alrededor del complejo QRS no muestre ondas P y T claras, sino que parezca un garabato desbocado. Eso es fácil de ver: finalmente, la excitación vaga por la aurícula de aquí para allá y las células de sus músculos no se contraen a la vez, sino de manera de todo punto aleatoria. Lo que hay que hacer entonces, desde emplear medicamentos que diluyan la sangre hasta el marcapasos, ya lo sabes después de leer el capítulo «Cuando las vacaciones...»

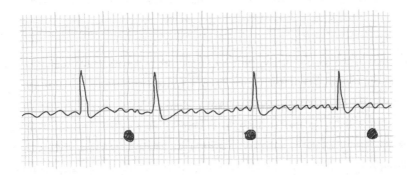

En los episodios de fibrilación auricular, excepto el complejo ventricular, solamente se aprecia un «garabato».

Una alteración especialmente fascinante, que se presencia una y otra vez en los hospitales y los servicios de socorro, es el bloqueo auriculoventricular.[32] En él, la transmisión de la excitación de aurículas a ventrículos se retrasa o incluso cesa por completo temporalmente. Según su gravedad, la enfermedad se clasifica en tres grados: en el bloqueo auriculoventricular de primer grado, por ejemplo, el retraso es a menudo tan corto que la persona, por regla general, no nota nada en absoluto, y la mayoría de veces tampoco requiere tratamiento.

Por el contrario, en el caso del bloqueo auriculoventricular de tercer grado, la transmisión de la excitación entre aurícula y ventrículo se interrumpe por completo. Eso, casi siempre significa... ¡marcapasos! Y es que, si no se transmite la excitación desde la aurícula, el ventrículo solamente tiene dos posibilidades: esperar que las células marcapasos del nódulo AV intervengan y se encarguen de excitarle —ritmo ventricular de escape— o, lisa y llanamente, pararse. Si se encargan las células marcapasos, sin embargo, el latido se hace más lento, demasiado lento para poder vivir bien, y por sí mismas las cosas, por desgracia, no mejoran.

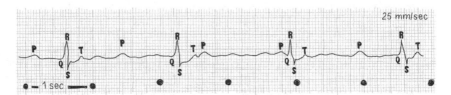

En caso de bloqueo AV grave, la excitación de la aurícula (onda P) se ve
desligada de la excitación del ventrículo (complejo QRS).

En el dibujo de arriba puede verse que las ondas P de la excitación auricular y los complejos QRS de la actividad de los ventrículos tienen lugar con total independencia entre sí. En el corazón ha ocurrido ahora una separación de graves consecuencias, los papeles del divorcio ya están en camino y ya no se hablan. Querida aurícula, ¡tendrás noticias de mi abogado!

---

32. También denominado bloqueo AV (bloqueo auriculoventricular).

La situación es de todo punto crítica si se llega a la fibrilación ventricular. Si no se procura auxilio en el acto, mal puede evitarse la muerte, pues en la fibrilación ventricular todas las células musculares del corazón se contraen con tal descoordinación que ya no se encuentra el pulso. Eso significa que el corazón ya no bombea sangre en absoluto. La persona pierde el conocimiento en cuestión de segundos, y después de algunos minutos el cerebro, por desgracia, funciona como una calculadora solar de bolsillo durante un eclipse.

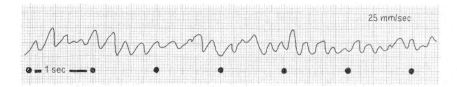

La musculatura cardíaca se contrae sin orden ni concierto, se contrae y se relaja.
¡Ahora hay que desfibrilar y reanimar!

El ECG es un aparato al que no se puede renunciar cuando se trata de hacerse una composición de lugar sobre los procesos que ocurren junto al corazón y en su interior. Sin embargo, por más importante que sea, no se debería confiar ciegamente en lo que se ve en la pantalla, precaución esta que hay que observar con todo aparato técnico. Eso me quedó claro la primera vez que vi a un médico disponerse a dar el golpe precordial. Y es que, si se presencia en vivo una fibrilación ventricular, puede ser útil golpear una vez en el tórax con fuerza para que el ritmo cardíaco, por lo menos, recupere la normalidad de manera pasajera.

En este caso concreto, sin embargo, a la paciente, que estaba dormida, solo se le había desprendido un electrodo. Aunque todavía tenía intacto el latido, la pantalla decía otra cosa. Habría sido conveniente tocarle el pulso otra vez con los dedos, pero el médico no quería perder tiempo y golpeó. Eso no solo fue dolorosísimo para la paciente, sino también muy penoso para él, pues al advertir su erróneo proceder se puso de rodillas y le pidió excusas.

Sin embargo, lo había hecho con buena intención. Y es que para conseguir que todas las células musculares cardíacas vuelvan a cooperar coordinadas se necesitan medidas drásticas. Las células, en una situación de emergencia así, se comportan casi como alumnos que se han quedado en clase sin vigilancia. No hacen más que tonterías y juegan totalmente desmadrados hasta que alguien entra y cierra la puerta dando un sonoro portazo. Entonces, en el mejor de los casos, de repente reina el silencio, y todos vuelven a empezar a trabajar concentrados. El portazo, en el caso de la fibrilación ventricular, es mejor que lo dé el llamado desfibrilador, que genera una fuerte corriente eléctrica, con la que se para la confusa excitación de las células musculares cardíacas. Si se cumplen las mejores expectativas, vuelven a estar en condiciones de seguir las instrucciones del sistema de excitoconducción y retomar su trabajo habitual.

Con el paso de los años, los desfibriladores[33] han ido ganando terreno y ya no se encuentran solo en hospitales y ambulancias, sino también en muchos lugares públicos, como estaciones de ferrocarril y piscinas. Quien se encuentre en la desagradable situación de estar, en la calle o en el borde de la piscina, ante una persona sin pulso no debería perder tiempo, sino aplicarle el aparato sobre el pecho cuanto antes y accionarlo sin titubeos. ¡Es probable que quien se atreva salve una vida!

---

33. Para más detalles, véase a partir de la página 151: *Quit playing games with my heart* (canción de los BeeGees cuyo ritmo es propicio para practicar la reanimación.

Quit playing games
with my heart

Imagínate que vas por la calle y algunos metros por delante de ti yace una persona inmóvil en un lugar sucio. En principio, deberías apresurarte y mirar si todo va bien y puedes ayudar. ¿Está simplemente durmiendo la mona o es una enfermedad la responsable de que esa persona esté acurrucada en la calle? A menudo, se cataloga como borrachas a personas que han sufrido una bajada de azúcar. En ambos casos, se debería ayudar sin falta. Esa persona ¿necesita un médico de urgencias o solo ayuda para levantarse? Solo sabremos la respuesta si nos decidimos a hablarle y ofrecerle ayuda.

Sin embargo, la reacción más frecuente, por desgracia, es que quienes se ven en una situación así cambian de acera, si es posible sin que se note, según el lema «ojos que no ven, corazón que no siente». ¿A qué se debe? Para dilucidarlo, la Facultad de Psicología Aplicada de Heidelberg ha examinado a fondo cómo se comportan los transeúntes que se ven ante situaciones de emergencia evidentes. Con resultados aterradores. El primer lugar elegido para el estudio fue un supermercado. Allí, los estudiantes filmaron con cámara oculta cómo reacciona la gente cuando la bolsa de la compra de otro cliente que está cerca revienta y pan, fruta, conservas y yogures ruedan por el suelo.

Otros estudiantes observaron cuántas personas están dispuestas a ayudar a subir al tren a una persona que va en silla de ruedas. Y en una tercera situación, otro grupo se sirvió de alguien aparentemente enfermo como señuelo para examinar cómo se comporta la gente en caso de emergencia médica. Una vez sentaron al falso paciente en un banco en una zona peatonal; en otra ocasión, este se encorvó delante de una estación de ferrocarril aquejado, según parecía, de un fuerte dolor. La situación no era ni repugnante ni peligrosa en ningún sentido para un posible auxiliador, pues los investigadores ya se ocuparon de que así fuera. Con todo, ambos casos eran «inequívocamente reconocibles como urgentes»,[34] según el director del estudio.

Los estudiantes anotaron cuántas personas pasaron sin fijarse y preguntaron a algunas que acudieron rápida y espontáneamente a prestar ayuda, su edad y, sobre todo, las razones que les habían movido a obrar así. La respuesta más frecuente fue que era evidente que se necesitaba ayuda. Es obvio que la gravedad de la situación no era tan evidente para una gran parte de los transeúntes. Algunos incluso le echaron una sonora bronca al supuesto enfermo, que les bloqueaba el paso.

Este estudio de campo se llevó a cabo durante varias semanas. En ese período de tiempo, 94 personas ofrecieron auxilio a la supuesta víctima, mientras que la increíble cifra de 6.924 personas, que la habían visto con claridad, pasaron por allí sin hacer nada. ¡Un resultado espeluznante! ¿Qué induce a las personas a, sencillamente, hacer caso omiso de alguien que, a todas luces, necesita ayuda urgente?

Hay varias teorías al respecto. Una echa la culpa al efecto transeúnte. Según esta teoría, la gente tiende a considerar tanto más inofensivo un caso de emergencia cuantas más personas estén presentes y sean testigos potenciales. Este fenómeno lo conozco yo también. Y es que no hace mucho, al subir con mi madre al tren en la estación central de Berlín, ella me sacudió el hombro con energía: «¡Ahí hay alguien tendido!», gritó asustada. Miré a lo largo del andén y, en efecto, vi a un hombre tumbado en el suelo. No se movía. Y no era nada probable que solo estuviera descansando.

Muy cerca de él se encontraban unas trescientas personas, seguramente más, y todas miraban curiosas, pero nadie movió un dedo para

---

34. Por ejemplo, las personas que se sometieron a la prueba se apretaban el vientre, gemían y se doblaban de dolor.

ayudarle. Yo fui el único que de verdad hizo algo. Al inclinarme hacia la víctima, incluso oí a alguien detrás de mí decir con desprecio: «¡Bah, solo está borracho!» Es cierto que no se equivocaba del todo, pues, sin duda, el hombre estaba bebido, pero también saltaba a la vista que se había caído. Y al caer, se había hecho daño; por lo tanto, necesitaba ayuda.

Mientras mi madre y yo nos ocupábamos del herido, se nos acercó una mujer que también ofreció auxilio. Y entonces vivimos de repente una verdadera oleada de gente dispuesta a ayudar. Eso es típico de situaciones así. Y es que hasta el momento en que alguien, por fin, toma la iniciativa, los demás testigos minimizan el suceso. La culpa la tiene una especie de efecto autotranquilizador, según el lema «Si la situación fuera verdaderamente mala, seguro que alguien habría ayudado».

Y otro fenómeno más, que, es de suponer, todo el mundo conoce, desempeña un papel decisivo: la llamada difusión de la responsabilidad. Una vez viví un año entero en un piso de estudiantes con cinco compañeros, todos ellos varones. En la cocina se acumulaban a menudo platos y cubiertos sucios hasta debajo del mantel. Desde luego, eso no le gustaba a ninguno de nosotros, pero nadie consideraba que lavar los platos entrara dentro de sus atribuciones. De manera inconsciente, nos repartíamos la responsabilidad del caos; a eso se le llama difusión de la responsabilidad. Mientras nadie dé el primer paso, los demás prefieren esperar. Hasta que, de repente, aparecen nuevos inquilinos de seis patas, que no pagan alquiler y crecen a partir del floreciente paisaje de la vajilla.

Una razón frecuentísima de por qué las personas no ayudan es, lisa y llanamente, que tienen miedo de empeorar las cosas con su intervención, es decir, miedo a fracasar y hacer el ridículo. No me cuesta ningún esfuerzo comprenderlo. A mí mismo me pasó una vez algo parecido. Recuerdo la primera reanimación que hice en mi vida. Tenía entonces quince años y estaba, en el momento del crepúsculo vespertino, en la estación de tren de Hannover, en el andén 4. Estaba prácticamente solo en el andén esperando el tren. De repente, se oyó un mensaje por megafonía: «¡Si hay algún médico en la estación, haga el favor de acudir cuanto antes al andén 4!»

Yo no era médico, desde luego, pero de alguna manera me sentí interpelado. Miré a mi alrededor con disimulo. Unos cincuenta metros escasos más allá yacía en el suelo una mujer mayor. Con la cara boca arriba, sí, pero completamente inmóvil. «Cielos, ¿y ahora qué hago?», me dije. Yo era casi el único que podía ayudar, así que, a la fuerza, fui hacia ella. El corazón me iba a cien, las piernas se me antojaban de goma y cada vez iba más lento. ¡Dios mío, que venga un médico! Me volví, pero nadie se acercaba.

Mientras tanto, había llegado junto a la mujer y la miré angustiado, durante diez segundos, sin mover un dedo. Tenía la cara pálida, casi del mismo color que la pared, y la boca un tanto abierta. Cada pocos segundos se le contraían los labios, como un pez fuera del agua. Yo estaba en blanco sin saber qué hacer, miraba a mi alrededor una y otra vez. Todavía no se veía a nadie que pudiera ayudarme.

Entonces hice, por fin, un esfuerzo, respiré hondo e intenté recordar lo que había aprendido en el curso de primeros auxilios. Al fin y al cabo, había practicado en ese tipo de situación, aunque solo fuera con un muñeco. Echar una mano a una persona de verdad era, hasta entonces, probablemente, el mayor reto de mi vida. Hablé a la mujer y le sacudí el hombro: «¡Hooola! ¿Me oye?» No hubo reacción. «¿HOOOLA?», grité entonces con más énfasis, y le sacudí el hombro con más fuerza. Nada. Estaba inconsciente. Tal y como había aprendido, comprobé la respiración y el pulso. Ni respiración audible ni pulso palpable.

¡Uf! ¡Valor y al toro! Empecé con la respiración de boca a nariz y luego comencé con el masaje cardíaco.[35] ¡CRACK! Primera costilla rota. Me excusé y continué. Después de cuatro ciclos, volví a controlar la respiración y el pulso. ¡Todavía nada! Pues sigamos. Y otra vez. ¡CRACK! Segunda costilla rota. Esta vez me ahorré la disculpa.

Mientras repetía el proceso por tercera vez, vino hacia nosotros, paseando, un hombre con un helado.

«Hola, soy médico. ¿Qué tenemos aquí?», preguntó con calma.

«¿Y usted qué le parece? —contesté nervioso—. ¡Por favor, ayúdeme!»

Asintió pensativo y puso la copa de helado en el suelo.

«¿Puede hacerle la respiración artificial?» le pedí.

---

35. En esa época aprendí que un ciclo de 15 presiones y dos respiraciones era lo adecuado. Tras el tiempo transcurrido desde entonces han surgido otras directrices, que explicaré más adelante.

Él asintió sin decir palabra. Así la reanimamos durante varios minutos, que a mí me parecieron horas. Después del ciclo vigésimo, más o menos, oí por fin la sirena de una ambulancia. Y, de repente, volví a notar el pulso. También volvió a respirar, ciertamente de manera leve, pero la respiración ya no era imperceptible. Con cuidado, pusimos a la anciana en la posición lateral de seguridad; entonces aparecieron ante nosotros los socorristas.

Jamás he vuelto a sentir el miedo ante el propio fracaso de una forma tan clara como durante aquella tarde. Y nunca olvidaré hasta qué punto me paralizó e incluso, por un momento, me superó. Hoy lo sé: es del todo normal tener miedo y sentirse inseguro en una situación no habitual de tensión. Eso, sin embargo, solo puede superarse enfrentándose al reto. Y, ante la duda, intervenir, aunque no se haga del todo bien, es mejor que no hacer nada. ¡Sencillamente, abandonar a una víctima a su propia suerte no es de recibo! Sobre todo, en caso de paro cardíaco. Y es que, en esa situación, ¿qué puede ser peor que la muerte? Algunas costillas rotas al reanimar a la persona seguro que no. Eso hay que aceptarlo a la fuerza.

Por eso, si alguien necesita tu auxilio, ¡haz acopio de valor y ayuda! ¡Y enseguida!

Para ello te puede servir un número: 110. Es una referencia de ritmo que resulta muy útil a alguien inexperto en reanimación. Desde lo que me pasó en Hannover, la American Heart Association ha cambiado las directrices sobre reanimación que pueden seguir los legos, y estas recomendaciones de procedimiento las vamos a repasar ahora mentalmente. Imagínate que estás en la misma situación que yo en Hannover. Vas —esperemos que de manera más decidida que yo— hacia una persona que necesita tu ayuda. Lo primero que deberías comprobar es si está bien consciente. Si la respuesta es afirmativa, a menudo basta una conversación para averiguar lo que hay que hacer a continuación. Los afectados, por regla general, explican por sí mismos dónde les duele.

Si no está consciente y no da señales de vida, ocúpate cuanto antes de que se haga la llamada de emergencia. Si te encuentras en un lugar público, es frecuente que haya un desfibrilador instalado en alguna parte. Pide a alguien que te lo traiga. Mientras tanto, controla la respiración. La mejor manera de hacerlo es arrodillándote en el suelo junto a la víctima y manteniendo el oído sobre la boca y la nariz mirando a los pies. Entonces podrás sentir la respiración en tu mejilla y al mismo tiempo observar si el tórax se eleva y se hunde.

Si la persona que está inconsciente respira, ponla con cuidado en la posición lateral de seguridad. Antes, en los cursos de primeros auxilios, se aprendía a hacer eso en cinco pasos; hoy en día se recomienda más bien el método en tres pasos. Sin embargo, según mi experiencia, más bien confunde a la mayoría de los auxiliadores. Lo mejor es recordar para qué es buena la posición lateral; y entonces se explica por sí misma. Lo decisivo es, claro, que permita la respiración. Y es que, a menudo, la persona que está inconsciente vomita, y en la posición lateral el vómito puede salir sencillamente por la boca y no llegar a la tráquea.

Si no se percibe la respiración, debes comenzar la reanimación enseguida. Ahora sería útil tener un desfibrilador a tu disposición. Está fabricado de tal modo que incluso los legos absolutos pueden emplearlo. Para ello, te da instrucciones ópticas sobre una pantalla u órdenes a través de un altavoz y explica exactamente cómo debes proceder con él. También analiza por sí mismo si hay que reanimar a la víctima o darle un tratamiento de choque. Sin embargo, si no hay cerca uno de estos aparatos, tendrás que hacerlo tú mismo.

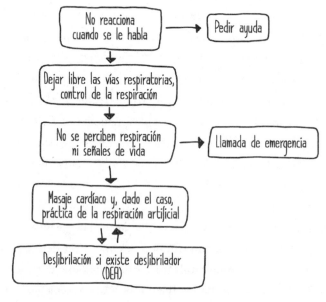

Esquema de los pasos que deben seguirse en la reanimación.

El pulso ya no necesitas controlarlo; más bien puedes partir con confianza de la base de que, si falta la respiración, también se ha parado el corazón. Según las nuevas directrices de la American Heart Association, al reanimar a la persona puedes prescindir tranquilamente de la respiración artificial. Eso es muy agradable, porque seguro que no te gustaría pegar la boca a la cara de una persona que podría no estar limpia, pero que, en todo caso, es completamente extraña para ti. Se ha comprobado que aporta mucho más presionar de manera permanente y poner en funcionamiento así la circulación sanguínea y, dado el caso, mantenerla que interrumpir esta sensata actividad una y otra vez para sustituirla por la de insuflar aire, que no es tan importante.

Las reservas de oxígeno que tiene la sangre bastan, sin más, para algunos minutos; entonces los socorristas con formación ya están en el lugar las más de las veces y son quienes se encargan del asunto. Además, el masaje cardíaco ya supone bastante reto para alguien que nunca ha hecho algo así. Pero ¿cómo debes proceder exactamente?

Lo primero que debes hacer es dejar libre el tronco, es decir, no el tuyo, sino el de la pobre persona que yace desvalida ante ti. Le abres la chaqueta, le desabotonas la camisa, le quitas el suéter o la camiseta hasta que veas el esternón. Entonces buscas el punto de presión. En la mayoría de las personas, está centrado entre los pezones o tetillas. Ahora bien, ¿y si tienes ante ti un voluminoso tipo al que este «método entre los pezones o las tetillas» te conduce al ombligo? Entonces palparás, también en el centro, en el borde inferior del esternón, la punta de este. Si la has encontrado con la mano derecha, pon encima los dedos índice y corazón de la mano izquierda. Y sobre ambos dedos viene entonces la parte protuberante de la mano derecha. Las personas zurdas, lógicamente, deberán hacerlo al revés.

Ahora se trata de a qué velocidad deberías presionar. Y aquí vuelve a entrar en acción el número 110. Y es que lo óptimo es entre 100 y 120 veces por minuto. Mantener un ritmo tan rápido no es demasiado fácil a la larga, y por eso parece una milagrosa casualidad que el ritmo de canciones como *Staying alive*, de los Bee Gees, *Quit playing games with my heart*, de los Backstreet Boys o mi canción favorita de reanimación,

Highway to Hell, de AC/DC, vayan exactamente al ritmo de 100 a 120 veinte pulsaciones por minuto. Con lo que *Staying alive*, claro, viene como anillo al dedo. Si tus gustos musicales son más clásicos, te funcionará la marcha Radetzky. Así pues, canta mentalmente, pero no en voz alta, claro, ¡pues entonces puedes tener por seguro que te granjeas el odio de los presentes!

Pasemos al punto siguiente: la profundidad de presión correcta. Una reanimación es agotadora. Y es que sustituir el corazón en sus tareas durante un espacio de tiempo prolongado es un trabajo muy duro, aunque no seas tú el que se rompa las costillas. Es alucinante que el pobre corazón lo consiga él solito, ¿no? Para presionar de verdad el corazón a través de la piel y el tórax, la profundidad de presionado debe ser de tres a cinco centímetros. Si lo haces todo bien, la cara del paciente, las más de las veces, pierde la palidez bastante rápido y paulatinamente se vuelve sonrosada. Si, sin embargo, en los tres primeros intentos de bombeo le rompes cinco costillas, es probable que estés presionando demasiado fuerte. La profundidad de presionado óptima es distinta de una persona a otra. Básicamente, puede decirse que en personas bajitas, más bien frágiles, enclenques, hay que presionar con mucha menos fuerza que en un culturista de 150 kilos.

Para concluir, lo más importante: solo debes dejar de aplicar el masaje cardíaco si otra persona ocupa tu puesto o debes evitar un peligro grave. Como socorrista, he visto a menudo que los primeros auxiliadores cesan en sus esfuerzos en cuanto oyen la sirena de la ambulancia. Eso puede anular todo el éxito conseguido hasta el momento. Por lo tanto, ¡sigue presionando hasta que otro lo haga!

Lo mejor es que practiques el proceso en un curso de primeros auxilios. Hay una oferta regular de semejantes cursos, y no son caros. Sin embargo, también aquí vale lo siguiente: la práctica hace al maestro. Una formación de primeros auxilios que se aprendió a desgana hace más de treinta años para obtener el permiso de conducir ya no sirve de gran ayuda. Sé por experiencia propia que quien posee unos conocimientos sólidos de primeros auxilios puede ir por la vida con mucha más seguridad y confianza, pues no temerá que una situación de emergencia le supere.

Hace poco hablé con un joven que, de pequeño, había encontrado a su padre inconsciente en la sala de estar. Sin titubear, llamó al número de emergencias y corrió después a buscar un médico que, por suerte, no tenía lejos la consulta para que le ayudara. Entonces todo fue muy deprisa: llegó la ambulancia y poco después incluso un helicóptero de salvamento que transportó al padre al hospital más cercano. Allí se comprobó que el hombre había sufrido un grave ictus. Sin la valerosa intervención del chico, sin duda, habría muerto. ¡Un auténtico héroe!

Averías en el motor

Todos los motores se averían alguna vez. Si en ese momento la carrocería todavía está en condiciones, el cliente consigue las más de las veces que le instalen un motor de recambio en el taller de reparaciones. Si la capacidad de rendimiento de nuestro corazón disminuye cada vez más hasta, finalmente, cesar del todo, pasa algo muy parecido. Solo que entonces el taller de reparaciones es un quirófano, y el mecánico, un cirujano que coloca un corazón de recambio. Esta intervención, más conocida como trasplante de corazón, se llevó a cabo con éxito por vez primera en 1969 y, con el correr de los años, ha llegado a ser una operación habitual. En 2014 se sustituyeron en Alemania casi 300 corazones enfermos por otros tantos de donantes. Por regla general, la cosa funciona a pedir de boca, como el motor de recambio en los coches.

Pero ¿cómo se obtiene un corazón así? Al fin y al cabo, no se puede, claro está, encargarlo sencillamente a un comerciante. Un médico sí puede hacerlo, es cierto, pero los corazones, por desgracia, son un bien escaso, y la demanda es mucho mayor que la oferta. Por eso, no todo enfermo cardíaco puede recibir enseguida el corazón de un donante. Y no todo corazón procedente de una persona fallecida es adecuado, en absoluto. A modo de ejemplo, los grupos sanguíneos de receptor y donante deben coincidir, y tanto la estatura como el peso no deben divergir entre ambos en más de un 15%.

En general, para estar en la lista de posibles receptores deben cumplirse unos criterios determinados. Sobre todo, el trasplante tiene que ser de urgente necesidad. Esta situación se da, entre otros, cuando los medicamentos que se administran ya no ayudan y no es posible una dosis más elevada, o si la terapia que se ha seguido hasta entonces ya no hace progresos a pesar de todos los esfuerzos realizados, o si finalmente, por alguna razón, ya no son ni posibles ni útiles otras intervenciones, como una operación de baipás,[36] la colocación de un *stent*[37] coronario o la reparación de una válvula cardíaca. Y como estos requisitos previos se dan en muchos enfermos, a menudo estos esperan años hasta que aparece un donante. Si un paciente no puede esperar tanto sin verse gravemente amenazado de muerte, a veces se le coloca, de manera transitoria, una bomba cardíaca artificial en vez de un corazón vivo.

El concepto de transitoriedad tiene un sentido muy amplio, pues las nuevas prótesis son totalmente aptas para una implantación prolongada. Eso no siempre ha sido así. Los antiguos modelos de corazones artificiales tenían una clara tendencia a desgastarse, lo que radicaba, entre otras cosas, en que estas bombas de recambio antes se construían imitando la función bombeadora de un corazón completo. Con el correr de los años, sin embargo, se han ido utilizando aparatos cada vez más sencillos que, por ejemplo, solo ayudan en su actividad al ventrículo izquierdo; son los llamados dispositivos de asistencia ventricular izquierda. Para ello, al paciente se le administran medicamentos que diluyen la sangre, con lo que mejoran su fluidez.

En caso de ritmo cardíaco especialmente irregular, a menudo también basta con implantar un desfibrilador automático, que, en caso de emergencia, asesta una descarga de manera automática y hace que el corazón vuelva a latir acompasado.

Quien por fin haya recibido un corazón nuevo, debería alegrarse con sinceridad y tratar este órgano con cuidado en su «segunda vida». Hay una gran cantidad de comedias románticas en las que el receptor resulta ser el gran amor de la desconsolada viuda del donante. Quizás estas películas no sean muy realistas, pero un corazón semejante puede significar, en todo caso, una nueva vida, tal vez un verdadero nuevo comienzo. Es muy probable que al receptor le queden todavía muchos años, que puede llenar con sabrosa cocina mediterránea, con amor, diversión y felicidad. Con un corazón vivo, siempre latiendo.

---

36. Un puente para superar, por ejemplo, puntos de estrechamiento de los vasos.

37. «Tubo de rejilla» que sostiene los vasos sanguíneos desde el interior y los mantiene abiertos.

DEPORTES DE CAMA PARA EL CORAZÓN

Todo sobre un sistema inmunitario fuerte, mucho sexo y lo que eso tiene que ver con el corazón

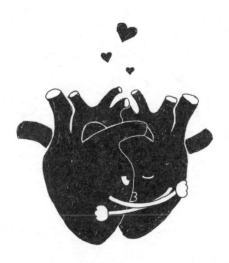

El pecaminoso camino hacia un corazón más saludable

Una sala iluminada con velas, *Let's get it on*, de Marvin Gaye como música de fondo. Las cortinas están corridas; en una mesa, dos copas de vino vacías. Un bodegón sensiblero, cuya inocente disposición se completa con algunas prendas de ropa esparcidas que los protagonistas se han quitado precipitadamente. Ahí unos pantalones, al lado una camisa, un metro más allá unos calzoncillos negros. Con suerte, en alguna parte también estarán los calcetines.

Si se sigue este rastro textil, se llega hasta una pareja que está entrenándose con intensidad. Lo que se está practicando aquí no es solo la mar de divertido, sino también muy bueno para el corazón, para nuestro sistema inmunitario, nuestro bienestar y nuestro estado de forma. Un entrenamiento cardíaco y de todo el cuerpo claramente más agradable que practicar aeróbic todos los días por el vecindario por muy mal tiempo que haga. La mayoría de las personas no asocia precisamente la diversión con el esfuerzo deportivo. Al oír la palabra «deporte», muchos piensan, en primer lugar, en pegarse una paliza y sudar, con lo que, de repente, se les quitan las ganas de practicarlo.

No es sencillo eliminar esta barricada de la cabeza, pero creo haber encontrado una alternativa, que se llama... ¡sexo! Es verdad que a veces el sexo también tiene que ver con esfuerzo y sudor; a pesar de ello, casi todo el mundo se muere de ganas por practicarlo, y lo que es mejor: cada vez que nos lo montamos a dúo, le hacemos un enorme favor a nuestra salud. Así pues, ¡cuanto más a menudo, mejor!

Practicar el sexo con frecuencia nos ofrece una estupenda posibilidad, a saber, combinar la reducción del estrés con el fortalecimiento físico disfrutando mucho haciéndolo. Además, las hormonas que liberamos en el ínterin nos protegen de toda una serie de enfermedades. En realidad, un estudio ha demostrado que las personas sexualmente activas sufren un número significativamente menor de infartos mortales que las que lo practican poco y sin interés. El contacto cariñoso ya libera las primeras hormonas, que van aumentando hasta convertirse en unos verdaderos fuegos de artificio hormonales al alcanzarse el orgasmo, en cuyo transcurso se vierten más de cincuenta sustancias químicas mensajeras. Aquí están las más importantes.

Oxitocina: la hormona del amor

La oxitocina es una de las sustancias más fascinantes que puede ofrecer nuestro organismo. No solo la liberan las mujeres antes del parto y durante la lactancia, sino también los enamorados, por lo que también se la denomina la hormona del amor. Si se deposita en el sistema circulatorio, se une a receptores especiales en las paredes de diversas células y, según la clase de tejido al que pertenezcan esas células, provoca distintos efectos.

El nombre deriva de la palabra griega *oxytokos*, que significa «parto rápido». La oxitocina hace que la musculatura de la matriz se contraiga espasmódicamente hacia el final del embarazo y origine las contracciones. Por eso se utiliza también como medicamento para provocarlas de manera artificial si es necesario. Si la oxitocina se acopla a receptores en las glándulas mamarias, comienza a subir la leche. Si la madre amamanta a su hijo a continuación, la hormona tiene un efecto calmante sobre ambos y refuerza así el sentimiento de vínculo mutuo, pues también el organismo del niño libera la hormona del amor al mamar del pecho materno.

Pero las repercusiones de la oxitocina van más allá de la relación madre-hijo, pues también favorece, posiblemente, la relación de la pareja. No obstante, hasta ahora los científicos solo han podido documentar con claridad este efecto en roedores o, dicho con más exactitud, en los topillos de la pradera. Estos cambian de pareja muy raras veces en el transcurso de su vida, mientras que los de montaña, por lo demás muy parecidos a ellos, en este sentido son de todo punto desenfrenados.

A los investigadores les ha llamado la atención no solo que los topillos de la pradera tengan claramente más oxitocina en la sangre que sus revoltosos parientes, sino también que el reparto de los receptores correspondientes en el cuerpo sea notablemente distinto. De ahí que sospecharan que la hormona pudiera ser la responsable de la fidelidad de los animales. En consecuencia, administraron a los ratones fieles un antagonista de la oxitocina, es decir, un adversario que bloqueara sus efectos. Y, de inmediato, las parejitas de topillos, hasta entonces tan apegadas, se separaron, buscaron otros objetos de deseo y se emparejaron entre sí a lo loco. En resumen: su fidelidad se había acabado y más que acabado.

¿Pueden extrapolarse los resultados de este experimento a nosotros, los humanos? Para averiguarlo, un investigador de Zúrich hizo un estudio, que se siguió con mucha atención, sobre 49 sujetos que jugaron a una especie de Monopoly con papeles claramente repartidos: por una parte, inversores, y por otra, beneficiarios. A la mitad de los inversores se les roció la nariz con un aerosol de oxitocina y a la otra mitad, por el contrario, con uno que no tenía principio activo alguno. Los participantes del grupo de la oxitocina comenzaron a emparejarse desenfrenadamente entre sí al momento... No; eso no, desde luego, era una broma. La hormona, sin embargo, mostró un efecto claro, pues los inversores que la habían recibido, de repente, estuvieron dispuestos a invertir mucho más dinero en los beneficiarios que los del grupo de control. Sin embargo, esta tendencia solo aparecía cuando negociaban cara a cara con quien tenían enfrente. Si las transacciones se realizaban a través de un ordenador, es decir, en cierto modo de manera anónima, no había ninguna diferencia entre ambos grupos de inversores.

Es obvio que la hormona del amor favorece nuestra disposición a confiar en otras personas; así pues, incrementa, en cierto modo, nuestra competencia social. Parece que nos convierte en unas personas más simpáticas. Y más sanas, además, pues también —y se puede comprobar— mejora la cicatrización de las heridas y baja la tensión arterial.

Extraordinaria panacea y, además, un medio de eficacia probada para tranquilizarnos y disminuir el estrés. Y aún lo hace mejor cuando se practica el sexo con alegría.

Dopamina: la droga gratificante

¡Qué bien! Estoy sentado junto a una parrilla al rojo vivo con una cerveza fría en la mano y un cigarrillo en la boca y disfruto del seductor perfume de los filetes que se están asando. El sol brilla en un cielo despejado, una suave brisa me rodea y ahí estoy yo, la mar de bien, con el alma embelesada. Así debe de sentirse uno en vacaciones. Pronto me servirán una sabrosa comida, aunque quizás no muy saludable, y la cerveza que tengo en la mano seguro que no será la única de esta noche. Pero espera. ¿Por qué el alcohol, el tabaco y la comida no saludable nos hacen felices? Al fin y al cabo, nos perjudican, y lo sabemos.

En momentos así, siempre acabo concluyendo que, en realidad, mi cuerpo es el de un animal salvaje. Soy plenamente consciente de que no le hago ningún favor a mi organismo, sino todo lo contrario, pero eso no cambia en nada el hecho de que él acepte agradecido la recompensa. Y lo hace porque en momentos así unas glándulas especiales, sin que nosotros lo percibamos, liberan una sustancia: la dopamina, conocida en general como la hormona de la gratificación. Esta recorre nuestro interior siempre que hacemos algo en apariencia bueno; por ejemplo, morder una apetitosa manzana, comprar en abundancia o disfrutar de un cigarrillo. Según lo que cada uno sienta como beneficioso.

Si se libera dopamina, esta se ocupa de que tengamos una sensación gratificante muy agradable y nos regala una benefactora alegría. Es una lástima que tantas cosas que provocan esta sensación en nosotros sean tan perjudiciales. Es mucho mejor que la dopamina fluya por el torrente sanguíneo cuando practicamos el sexo y, sobre todo, cuando alcanzamos el orgasmo. No es ninguna tontería, pues está claro que el placer de que gozamos bajo las sábanas sirve, y no en último término, para la conservación de la especie. En otras palabras: la dopamina se cuida de que no nos extingamos. Hay que admitir que, al disponerlo así, la evolución fue muy astuta. Si, por el contrario, en la sangre transita muy poca hormona de la gratificación, eso puede favorecer la aparición de depresiones.

Pero hay otra hormona que, junto con la dopamina, participa de modo decisivo para que sintamos la felicidad: la noradrenalina. Esta es una fase previa de la adrenalina y se forma en el cuerpo a partir de la dopamina. Si las cápsulas suprarrenales la liberan en la sangre en grandes cantidades, podemos concentrarnos mejor, no estamos cansados ni sentimos hambre, y apenas sentimos dolor. Según se cree, los psicópatas van siempre en pos de un subidón de gratificante dopamina. Por lo tanto, el amor y las enfermedades mentales, desde un punto de vista bioquímico, están bastante estrechamente emparentados. En realidad, eso tampoco tiene nada de extraño.

Adrenalina: la hormona que nos excita

Ahí está, ante nosotros, la persona objeto de nuestro deseo. Ya ha saltado la chispa, estamos que echamos humo. El corazón nos empieza a latir con más vigor y rapidez, rebosamos energía, nada ni nadie puede detenernos. La culpa la tiene la adrenalina, una hormona del estrés que se forma en las cápsulas suprarrenales y nos pone en disposición para luchar —pero también para huir— en fracciones de segundo. Si nos persigue un león hambriento, lo que, por suerte, no ocurre demasiado a menudo, es la adrenalina la que nos hace correr tan deprisa como *Forrest Gump*, y si nos vemos atacados, nos infunde una fuerza y una resolución de las que ni nosotros mismos nos habríamos creído capaces.

Bajo el influjo de la adrenalina, de repente los fugitivos pueden apartar a un lado rocas gigantescas que, de lo contrario, no habrían movido ni un centímetro y recorrer trayectos sin caer reventados al llegar a la mitad de ese recorrido. Tiene gracia que pase algo parecido cuando estamos ante la persona que adoramos o incluso, claro, cuando pensamos en ella. La adrenalina dilata los bronquios, para que puedan recibir mejor el aire, y las pupilas, para que veamos mejor. La adrenalina acelera la respiración, sube la tensión arterial y hace que un corazón sano lata con más vigor y rapidez de un segundo para otro; al practicar el sexo, incluso a más de ciento veinte veces por minuto. Para nuestro sistema cardiovascular es, pues, algo así como un aparato de gimnasia del propio cuerpo. Además, este medio de excitación eleva el nivel de azúcar en la sangre y, así, nuestra energía.

Sin embargo, para un corazón débil, por desgracia, puede ser peligrosa, puesto que puede exigirle demasiado en una situación de estrés. Si se receta en demasía como medicamento de emergencia, la hormona puede provocar trastornos del riego sanguíneo en el corazón, insuficiencia, infarto, por supuesto, y, en el peor de los casos, incluso un paro cardíaco repentino. A pesar de ello, el subidón de adrenalina causa tanta euforia en muchas personas, que estas, por decirlo así, se vuelven adictas a ella. Eso es, por ejemplo, lo que les sucede a los amantes de los deportes de aventura, que siempre se arriesgan a cometer acciones temerarias en pos del último chute de adrenalina.

Serotonina: la hormona de la felicidad

La serotonina es la hormona de la felicidad por excelencia; se cuida de que estemos en un estado de alegría y relajación muy benéfico. Además, estimula el sistema inmunitario y refuerza así nuestras defensas. Bajo el influjo de la serotonina, somos pacíficos y vemos el mundo a través de las famosas «gafas de color de rosa». Una reacción que se aprovecha en la terapia de las depresiones, que se deben, no pocas veces, a su falta. En casos así, se administra el llamado inhibidor de recaudación de serotonina, con el que se impide al cuerpo reabsorber rápidamente la serotonina ya liberada. También participa de modo decisivo en la sensación de felicidad que sentimos al practicar el sexo. Al mismo tiempo, promueve la cicatrización de las heridas estrechando pequeños vasos y disminuyendo así la pérdida de sangre. Ser feliz, pues, no solo es hermoso, también nos hace más sanos. Si esto no es una noticia sensacional...

Testosterona: fuente de fuerza

La testosterona es una de las hormonas sexuales más importantes, pues aumenta la excitación sexual y se ocupa de que sintamos una intensa sensación de deseo. En los hombres y —en menor medida— también en las mujeres siempre circula por la sangre una cierta cantidad de ella, que decide si somos sexualmente excitables en ese momento y con qué rapidez. Y es que, cuanto más estresada está una persona, más le cuesta animarse en el amor. Entonces circula por el cuerpo demasiado cortisol, y esta hormona del estrés es el adversario más poderoso de la testosterona. Si esta, sin embargo, gana la primacía en la concentración sanguínea, comienza un ciclo que favorece el deseo sexual.

Y es que esta hormona regula su propia liberación. Si la «responsable de la lujuria» está presente en grandes cantidades, la hipófisis manda señales para ir aumentando aún más su producción. En los hombres son las llamadas células de Leydig, situadas en los testículos, las que producen la hormona, mientras que en las mujeres la producen las células tecales, que están situadas en los ovarios. Que las mujeres posean menos testosterona radica en que una parte se transforma en la hormona sexual femenina conocida como estrógeno. Esta, entre otras cosas, hace crecer el pecho, frena la descalcificación ósea y aumenta la concentración del colesterol bueno (HDL).[38] En los hombres, la testosterona favorece el crecimiento muscular, ayuda a quemar grasas y reduce el nivel de colesterol en la sangre. Lo cual, como hemos visto, protege con eficacia de las enfermedades vasculares.

Endorfina: el analgésico

Entre las sustancias mensajeras que se liberan al practicar el sexo, la endorfina es, por decirlo así, una yonqui. Lo que ya queda claro en su nombre, que significa algo así como «morfina del propio cuerpo». Y la morfi-

---

38. Véase a partir de la página 109: «¿El conejo de Pascua debería ser vegetariano?»

na se conoce como un analgésico eficacísimo. La endorfina disminuye la sensación de dolor y mejora así el sueño. Nuestro cuerpo la libera en grandes cantidades cuando reímos, comemos algo sabroso o practicamos deporte con intensidad[39] y, desde luego... cuando, mantenemos relaciones sexuales. Por eso son los hombres, sobre todo, los que se duermen apaciblemente no pocas veces después del acto.

Estrógeno: la hormona del deseo

La hormona sexual femenina más importante es el estrógeno, ya mencionado. Para ser exactos, hay que hablar en plural, pues hay varias subclases, aunque con efectos parecidos. Se ocupan de que las mujeres tengan más deseos de practicar sexo, sobre todo después de la ovulación, es decir, en la fase de la fecundidad. Por lo que a la conservación de la especie se refiere, este es también un mecanismo sumamente útil.

Los investigadores han analizado datos de la Women's Health Initiative,[40] WHI (Iniciativa para la Salud de la Mujer), y han averiguado que los estrógenos, especialmente durante la menopausia, es decir, en el tiempo que sigue a la última menstruación, tienen repercusiones incluso en las articulaciones y frenan los dolores que parten de ellas. La Endocrine Society (el nombre puede traducirse, acaso, por «Sociedad Hormonal») sospecha que este grato efecto debe atribuirse a las cualidades antiinflamatorias de los estrógenos. Parece ser que ayudan, además, a cicatrizar las heridas. Para ser exactos, el efecto se basa en que los estrógenos inhiben la liberación de un mensajero químico, la citocina MIF,[41] en nuestro cuerpo. Esta sustancia atrae a multitud de células inflamatorias. Eso funciona como la gentrificación: un nuevo rico tonto se muda a tu pequeño y acogedor barrio y dice a todos sus antiguos compañeros de clase lo bien que se está ahí. Y, ¡zas!, ya está el barrio lleno de esos tipos,

---

39. Véase a partir de la pàgina 189: «Salta, corazón, salta».

40. Una serie de estudios clínicos que investigan los problemas de salud de las mujeres mayores.

41. Macrophage Migration Inhibitory Factor.

y ya no puedes permitirte pagar el alquiler, por no decir el mocca frappuccino del exclusivo café de la esquina.

Ahora necesitas a la policía de la gentrificación: el estrógeno. Si se ha cuidado de que la cantidad de citocina MIF sea poca, la inflamación será menos virulenta. Por suerte, eso no significa que para aumentar el nivel de estrógeno necesitemos siempre una terapia medicamentosa. Esta conlleva algunos riesgos; por ejemplo, aumenta el peligro de padecer cáncer de mama. Mucho mejor que los medicamentos y, en todo caso, muchísimo más placentero es practicar el sexo con la mayor frecuencia posible.

El deporte de cama nos ofrece una eficaz posibilidad no solo de combinar la reducción del estrés con el fortalecimiento físico, sino también de proteger mejor nuestro cuerpo mediante los mensajeros químicos que se liberan. Este cóctel es especialmente bueno si amamos de veras a nuestra pareja sexual. Y es que, sin auténtica atracción, la liberación de oxitocina es muy baja, entre otras desventajas. Lo óptimo es, pues, no solo practicar el sexo, sino «hacer el amor» en toda la extensión de la palabra.

Sin embargo, como todo medicamento, el sexo también tiene ciertos riesgos y efectos secundarios. Dejando aparte accidentes de alcoba, la ardiente actividad sexual puede ser contraproducente en un sistema cardiovascular ya enfermo. Así, la causa de muerte más frecuente en el juego del amor es el ictus, es decir, una hemorragia cerebral. Y es que, cuando nos animamos tanto, sube la tensión arterial, y eso los vasos cerebrales previamente dañados no lo resisten bien. El sexo es, pues, de lo más apropiado para prevenir enfermedades cardiovasculares, pero en ningún caso puede curar una dolencia ya existente. Al sistema inmunitario, en todo caso, le apoyan nuestras actividades eróticas, lo que reduce el riesgo de padecer inflamaciones no solo en el ámbito cardiovascular, sino también en todo el cuerpo. Así pues, ¡venga, a la cama!

El (casi) invencible ejército
de nuestro cuerpo

Da igual por dónde estemos o por dónde vayamos, los bichos nos siguen a cada paso. Están en las manijas de las puertas, los teclados de ordenador, las barandillas de las escaleras y, sobre todo, en nuestra piel. Estos bichos son los seres vivos más diminutos, entre los que se cuentan organismos unicelulares, bacterias, virus y hongos, es decir, todos los gérmenes patógenos. Tenemos que considerar a las bacterias en su justa medida, pues la mayor parte de ellas no suponen peligro alguno para nosotros.

Que estos microorganismos no arrollen por completo nuestro cuerpo y nuestros órganos, sino que incluso convivan muchas veces con nosotros en perfecta simbiosis,[42] es algo que debemos agradecer al sistema inmunitario. Este se cuida de que haya un equilibrio tolerable entre nuestras necesidades y las de estos diminutos seres. La mayoría de las veces, no advertimos este acto heroico hasta que nuestro sistema está ocupado en restablecer tal equilibrio después de haber sido alterado por una enfermedad.

Si nuestro ejército corporal —así puede describirse sin miedo el sistema inmunitario— no combatiera de manera permanente a todos los gérmenes patógenos con los que entramos en contacto, nos veríamos aquejados de miocarditis[43] o de un montón de otras enfermedades con bastante rapidez. Sin embargo, el sistema inmunitario no procede únicamente contra elementos perturbadores ajenos al cuerpo, sino también

---

42. La coexistencia de dos especies, lo que tiene ventajas para ambas.
43. Véase a partir de la pàgina 184: «Tarjeta roja para el corazón».

contra células propias, por ejemplo, cuando estas degeneran y se vuelven perjudiciales. Desde luego, este último modo de proceder es deseable, pues alguien debe imponer el orden y la paz en el chiringuito. Ahora bien, a veces las defensas del organismo se exceden y atacan estructuras sanas, causando estrés cuando se oye música alta o no se ha ordenado la habitación. Se habla entonces de enfermedad autoinmune.

Hay dos categorías de sistema inmunitario: las defensas innatas y las adquiridas. Ambas tienen la misma misión, a saber, protegernos de que los organismos patógenos se instalen en nosotros y ataquen tejidos y órganos. Ahora bien, también hay grandes diferencias entre ambas.

Las defensas inmunitarias innatas

Estas defensas, como su nombre indica, nos las da nuestra madre cuando nacemos. Entre ellas se cuentan, por ejemplo, estructuras defensivas como la capa ácida que nos protege la piel. Y es que en una superficie ácida mal pueden sobrevivir los organismos patógenos. O la lisozima que tenemos en la saliva, una enzima antibacteriana que ya procede contra los intrusos en la cavidad bucal.

La capa resbaladiza de las mucosas, que contiene sustancias especiales que nos defienden de las bacterias, también representa un eficaz instrumento defensivo de nuestro cuerpo que se cuenta entre las defensas innatas. ¿Quién es capaz de escalar una pared completamente resbaladiza sin contar con un equipo especial? Por si acaso, las especializadas células del sistema inmunitario innato se cuidan de que gérmenes peligrosos no puedan hacernos nada o, en todo caso, muy poco daño. Este ejército de células nos protege día tras día. Y, como sucede con las tropas reales, tiene también unidades especiales y combatientes que se han especializado en una tarea determinada; algo así como los paracaidistas, los soldados de los carros de combate o los marines.

En cierto sentido, en primera línea luchan los granulocitos. Como las demás células defensoras, se encuadran en los glóbulos blancos o leucocitos. Estos, al contrario que sus homólogos rojos, poseen un núcleo, pero no hemoglobina, esa sustancia roja que transporta oxígeno. Si al hacer su ronda de control comprueban que hay organismos patógenos en el cuerpo, informan enseguida a sus congéneres, que entonces acuden en masa y, mediante sustancias tóxicas especiales, liquidan sin piedad a todo intruso con el que se tropiezan.

A continuación, los macrófagos, gigantescas células devoradoras, acaban rápido con lo que queda de los elementos patógenos. En caso de infección, es decir, de que penetren gérmenes patógenos en nuestro organismo, los macrófagos se ven atraídos al lugar del crimen por proteínas reguladoras y devoran sin vacilar todo lo que no tiene que estar allí. Y si son muy pocos para cumplir la misión, piden refuerzos a toda velocidad por medio de un ingenioso sistema de transmisión de informaciones.

Estos mecanismos se han desarrollado a lo largo de millones de años de evolución continua, pero siempre se han adaptado al espíritu de los tiempos y las exigencias del momento. Así, el sistema inmunitario innato establece —como el Ministerio del Interior—, por ejemplo, una especie de perfiles, es decir, informantes internos para reconocer a intrusos peligrosos. Aquí, sin embargo, se llaman «células asesinas naturales». No está mal el nombre, ¿verdad? Al contrario que la gente de los servicios de inteligencia, estas proceden de manera poco discreta y se comportan más bien a lo Rambo. Además, estas intransigentes también están especializadas en descubrir células enfermas y neutralizarlas, impidiendo así, ya en su fase inicial, que proliferen y se conviertan en tumores malignos. Con este fin, empujan sin piedad al suicidio, la llamada apoptosis, a las células degeneradas o atacadas por organismos patógenos.

Y es que cierta parte de las células de nuestro cuerpo está en mutación permanente, es decir, cambiando su información genética. Entonces, en la siguiente división se originan descendientes enfermos, y si las células asesinas no los reconocieran cuanto antes y los neutralizaran, las consecuencias serían fatídicas para nosotros.

Por otra parte, la capacidad de las células para suicidarse tiene otro sentido completamente distinto. En el desarrollo embrional, nuestros dedos están unidos durante cierto tiempo a una especie de membrana interdigital. Si esta no desapareciera a causa de la muerte celular programada, nos pareceríamos todos un poco a Ariel, la sirenita. Además, nuestros antepasados, que vivían en la selva, lo habrían tenido dificilísimo para bambolearse de una copa de árbol a otra.

Todos estos «protectores» son sólidos, es decir, pertenecen al sistema inmunitario celular. Nuestras defensas tienen, además, componentes líquidos. En el plasma, un montón de proteínas, las llamadas proteínas plasmáticas, nadan en busca de intrusos. Al contrario que las células mencionadas, estas no acometen directamente al organismo patógeno, sino que se aproximan a él con discreción. De estas proteínas, unas treinta forman el llamado sistema complementario. Se pegan a los microorganismos, penetran en ellos y así los neutralizan. Al mismo tiempo, pueden dilatar los vasos sanguíneos y pedir ayuda a células defensivas.

Nuestro ejército inmunitario celular alista permanentemente a nuevos reclutas. Los encuentra con la ayuda de mensajeros químicos especiales, las llamadas interleucinas. Estas se cuidan, entre otras cosas, de que los glóbulos blancos crezcan, maduren, se dividan y, finalmente, se activen.

Da la impresión de que tenemos un ejército invencible, pero esto es engañoso. Y es que, si bien el sistema inmunitario innato reacciona con mucha rapidez ante los intrusos, con respecto a sus métodos es poco innovador. Da igual si la infección causada por un organismo patógeno es la primera o la número cien: este sistema reacciona siempre de la misma manera. Mientras las medidas ayuden, eso no es ningún problema, pero si no es así, necesitará más apoyo con urgencia.

El sistema inmunitario adquirido

Y así llegamos al sistema inmunitario adquirido. Este es considerablemente más inventivo y, por eso, puede actuar con mucha más flexibilidad que el innato, no solo porque se puede adaptar mucho mejor a las circunstancias correspondientes, sino también porque está en condiciones de aprender. Y es que todo intruso lleva en su superficie rasgos típicos, y estos distintivos característicos los pueden reconocer las células del sistema inmunitario adquirido. Sin embargo, no les basta con aniquilar a los gérmenes peligrosos; se comportan como los indios en las películas del Oeste: lejos de contentarse con matar a sus adversarios sin compasión, les quitan la cabellera para exhibirla como trofeo. Y estos rasgos característicos quedan grabados en otras células inmunitarias durante algunos años.

Así pues, si un organismo patógeno entra en contacto una sola vez con las células del sistema inmunitario adquirido, este se acuerda de él en lo sucesivo sin titubear. Para ello, forma las llamadas células de la memoria, que reaccionan a la velocidad del rayo la siguiente vez que se encuentran con el mismo intruso. Para ello se sirven de los llamados linfocitos B y T. La misión de los linfocitos B es defendernos, en concreto, de gérmenes patógenos y otras sustancias extrañas. Con este fin, producen anticuerpos que reaccionan de inmediato a los rasgos típicos de un germen conocido —piénsese en la cabellera—, se pegan a él y lo neutralizan. En cierto modo, son los grilletes de nuestro cuerpo.

¿Preferirías una explicación un poco más exacta? Está bien, está bien. Si, mientras circulan por la sangre, los linfocitos B se encuentran con una sustancia extraña, de esas que se ha dado en llamar antígeno, lo absorben sin titubear, lo descomponen. Esa es la señal para que otra forma de linfocitos, las células auxiliares T, liberen en el acto proteínas reguladoras. La T, por cierto, indica el órgano en el que maduran estas células, el timo, que está detrás del esternón. Para los humanos es importante sobre todo en la edad infantil y la pubertad. Después se utiliza menos para el desarrollo de células T y se atrofia lentamente hasta que no queda más que una pequeña albóndiga de grasa, poco activa.

Las proteínas de las células T activan entonces los linfocitos B que, a continuación, van a parar de inmediato a los ganglios linfáticos y el bazo, para dividirse allí como locos. Producen así montones de anticuerpos distintos hasta que dan con el perfecto para combatir el germen patógeno localizado. Aquí el lema es «mucho ayuda mucho». Una pequeña parte de estos linfocitos B se sigue desarrollando hasta convertirse en las citadas células de memoria B, que se acuerdan del intruso durante mucho tiempo.

En la última etapa del proceso de maduración, los linfocitos B se acaban convirtiendo en células plasmáticas. Estas ya no muestran gran interés en dividirse y en lo sucesivo solo producen los conocidos anticuerpos especialmente adecuados. Casi como una persona mayor a la que todavía le gusta seguir trabajando, pero a la que le han desaparecido las ganas de tener hijos.

Como vemos, el sistema inmunitario tiene una estructura muy compleja, pero debe ser así, no puede ser más sencillo si nuestro cuerpo quiere protegerse con eficacia de los intrusos sin autoagredirse. Debe, pues, poderse distinguir a la perfección entre células propias y extrañas y, así, reconocer a los gérmenes patógenos como tales. No hace falta decir que basta un simple corte en el dedo para posibilitar el acceso de gérmenes infecciosos a nuestra autopista corporal. Si nuestro ejército no pudiera detener tan oportunamente a los organismos patógenos que amenazan de manera permanente los vasos sanguíneos, el corazón y otros tejidos y neutralizarlos, no permaneceríamos mucho tiempo con vida.

Para secundar al sistema inmunitario en su función de alta responsabilidad, podemos ayudarle con vacunas. Para ello, hacemos uso de su memoria y le ofrecemos organismos patógenos muertos o debilitados inyectándoselos. Estos no son peligrosos para nosotros, pero tienen la misma superficie y, en consecuencia, desencadenan las mismas reacciones complejas. Y si los gérmenes patógenos en cuestión vuelven a penetrar en algún momento en nuestro cuerpo, este ya está preparado para el asalto de manera óptima. Las células de memoria reconocen sin esfuerzo a estos asquerosos seres, y las células plasmáticas comienzan de inmediato a liberar hordas de anticuerpos que han estado esperando para entrar en combate desde que se produjo la primera infección. Contra ellos, los intrusos no tienen la menor posibilidad…, y la persona vacunada permanece sana.

Un pinchacito

«¡Hay que poner fin a este terrorismo de las vacunas! O sea, ¡está claro que a MI hijo no lo voy a envenenar yo!»

Estoy sentado en el tren, camino de Berlín, y oigo la conversación de dos viajeras. Evidentemente, una madre joven con una acompañante más o menos de su edad.

«De modo que no hemos vacunado a Paul, y tiene una salud de hierro, y sin que las codiciosas farmacéuticas *trust* se hayan hecho de oro con él.»

La amiga de la joven mamá asiente, totalmente comprensiva.

«Y, en cualquier caso, están las bolitas, que siempre ayudan.»[44]

Claro que puedo entender el miedo de la madre por su hijo, pero quien acumula tantos clichés en una frase probablemente no haya ahondado nunca de verdad en el tema. Sin duda, el tren no es el lugar idóneo para entrometerme, así que me callo, aunque lo mío me cuesta. Sin embargo, también cuando estoy con amigos y conocidos debo enfrentarme una y otra vez a la pregunta de si deberían vacunar al niño o no. Personalmente, considero la vacunación o inmunización, como también se le llama, algo fantástico, pues no solo nos protege a nosotros de enfermedades como la poliomielitis, la encefalitis transmitida por garrapatas (TBE) o la gripe, sino también a nuestro corazón de la miocarditis.

Sin embargo, antes de condenar la vacunación o de glorificarla en general, habría que pensar una cosa: vacunar no significa vacunar siempre de la misma forma. No solo hay diferentes clases, sino también un amplio

---

44. Doy por supuesto que se refería a los glóbulos homeopáticos.

campo de vacunas distintas. Básicamente, se trata siempre, es cierto, de procedimientos con los que el cuerpo estará preparado ante un futuro contacto con gérmenes patógenos, pero hay una diferencia básica entre dos métodos: la inmunización pasiva y la activa.

En la variante activa, se administran organismos patógenos debilitados o muertos. El cuerpo los trata como trataría a cualquier intruso vivo: el sistema inmunitario aprieta el acelerador y fabrica anticuerpos y células de memoria. Toma nota de todo lo que debe saber para combatirlos en caso de una segunda infección, de modo que pueden pasar algunas semanas hasta que exista la inmunidad completa.

La variante pasiva, por el contrario, entra en acción cuando ya hay contacto con un germen patógeno o cuando es inminente, de modo que el sistema inmunitario ya no tiene tiempo de producir anticuerpos. Por eso, estos se le administran al cuerpo ya hechos. No tendría ningún sentido, claro está, inocular nuevos gérmenes cuando ya han penetrado intrusos. Los anticuerpos, en este caso, no los fabrica nuestro propio sistema inmunitario, sino animales como gallinas, cerdos, caballos, vacas o conejos (que, por otra parte, se han inmunizado activamente). La ventaja de este procedimiento es que hace efecto enseguida. Pero ¿qué riesgos ocultan estos procedimientos?

En la vacunación pasiva, son los animales, en su calidad de donantes del suero inmune, los que representan un cierto problema, si bien poco frecuente. Cuando, hace poco más de doscientos años, se desarrolló la vacunación antivariólica, la primera inmunización activa de la historia, se emplearon, por ejemplo, huevos de gallina para obtener anticuerpos, aun cuando por aquel entonces todavía no había nadie que supiera en qué se basaba el efecto de la vacunación y el concepto de «anticuerpo» fuera totalmente desconocido. Los anticuerpos han desempeñado un papel importante en la producción de vacunas hasta hoy en día.

Para producirlas, se inyectan gérmenes patógenos vivos en un huevo de gallina ya fecundado y se espera un rato. Cuanto más se desarrolla el pollito o, mejor dicho, el embrión, más gérmenes se pueden encontrar en el huevo. A continuación, se abre y se mata químicamente a los gérmenes que contiene para que ya no estén en condiciones de provocar enfermedades. No obstante, se conservan partes de ellos, que le bastan a nuestro sistema inmunitario para prepararse ante una infección generando anticuerpos especialmente adecuados para tal fin. Y estos restos de proteína de pollo pueden provocar una reacción alérgica en una persona que se haya vacunado.

También pueden fabricarse vacunas criando en grandes biorreactores cultivos de células infectadas. Lo que se hace es infiltrar genes de los gérmenes patógenos, es decir, parte de su material genético, en otros microorganismos (como bacterias o levadura). Entonces, estos producen allí trozos de organismos patógenos que se pueden emplear en la vacunación.

Aunque haya una nueva vacuna en el mercado y se haya probado su eficacia en estudios con animales y pacientes, el control de calidad no se da por concluido. Y es que el médico responsable del tratamiento debe informar inmediatamente al Instituto Paul Ehrlich[45] de todas las complicaciones que aparezcan al aplicarla en las personas. El Instituto decide entonces si deben adoptarse algunas medidas. Poco después del cambio de siglo se retiró una vacuna[46] a causa de las frecuentes complicaciones que provocaba.

Para prevenir la mencionada reacción alérgica, con frecuencia se utilizan como vacuna los llamados anticuerpos monoclonales, que se producen en el laboratorio mediante un complicado procedimiento y se vinculan mucho más específicamente al antígeno respectivo que los anticuerpos de nuestros linfocitos B. Un anticuerpo monoclonal así es como una llave que abre una única cerradura.

Si después de una vacunación aparecen malestar, fiebre u otros síntomas, hay que distinguir si se trata de una reacción normal a la vacuna o una auténtica complicación. Y es que también un organismo patógeno muerto puede provocar que nuestro cuerpo piense que está enfermo. Eso se ve, por ejemplo, en casos de malestar leve o fiebre. Entonces, algunas personas creen que no han tolerado la vacuna y están sufriendo una auténtica complicación. Por regla general, estos leves efectos secundarios desaparecen tan rápidamente como han aparecido.

---

45. Instituto Federal de Vacunas y Medicamentos Biomédicos.
46. Una vacuna contra la encefalitis transmitida por garrapatas (TBE), en 2001.

Un buen número de enfermedades que pueden ser mortales, como la viruela, que tiempo atrás hacía temblar a los seres humanos solo con oír mencionar su nombre, se consideran erradicadas hoy en día gracias a la vacunación generalizada. Si bien en 1988 la cifra de nuevos enfermos de poliomielitis en Europa ascendió a unos mil, en el año 2004 bajó a cero. De difteria y sarampión enferman respectivamente casi un 90% menos de niños que en el pasado.

Eso tenemos que agradecérselo a la vacunación, que ha abarcado todas nuestras latitudes. Y si un niño que no se ha vacunado no enferma de difteria, es exclusivamente porque quedan muy pocos transmisores. Porque otros padres, que no se dejan seducir por una propaganda engañosa y confían en los muchos estudios existentes sobre los efectos positivos que puede tener una amplia vacunación, permiten, por suerte, que sus hijos se vacunen.

Es prácticamente imprescindible vacunarse, sobre todo si existen enfermedades previas como la diabetes o enfermedades cardiovasculares. Y es que, en todo caso, el sistema inmunitario ya no puede rendir como el de una persona sana. Así, una infección relativamente leve puede provocar complicaciones dramáticas, como, por ejemplo, una miocarditis. Por suerte, ya hay vacunas concretas contra algunos organismos patógenos que pueden provocar esta dolencia. Pero la inmunización contra la auténtica gripe, el tétanos o la difteria también es una bendición para un corazón enfermo. Las vacunas, pues, no solo protegen el corazón y los demás órganos de enfermedades infecciosas peligrosas, sino también hacen del mundo un lugar mucho más seguro para todos. Y eso nada más que con un pinchacito.

Tarjeta roja para el corazón

Bib, bib, bib, bib. Son las 06:30 horas de la mañana, suena el despertador. Querías levantarte de la cama, pero ¡uf! Te sientes como si te hubieran dado una paliza. Aparentemente, has cogido un resfriado. Ayer, la nariz te goteaba solo un poquito, y hoy te sientes como un saco de boxeo después de una larga sesión de entrenamiento. Y eso incluso antes de levantarte. Te molestan mucho las piernas, todo movimiento te hace daño. Quizás ayude un analgésico. Así pues, adentro con él y a ducharse. Luego, a trabajar. Por lo visto, el comprimido ha surtido efecto, te sientes un poquito mejor. Eso está bien, pues en la oficina te espera un escritorio lleno a rebosar.

¿A quién no le ha pasado esto alguna vez? ¿Quién no ha ido al trabajo arrastrándose estando enfermo? Por el noble objetivo de cumplir las expectativas del jefe y de los colegas. Pero ¿es eso saludable? Naturalmente que no. Y es que así no solo se daña la persona a sí misma, sino también a sus compañeros y compañeras de trabajo, que tal vez se suenen los mocos como ella al día siguiente.

No es para tanto, piensas. No es tan trascendente endosarte una pastilla e ir al trabajo en lugar de quedarte en la cama. ¡Pues te digo que te equivocas de medio a medio! Con tu exageradísimo sentido del deber es posible que estés sentando las bases de una miocarditis, es decir, una inflamación del músculo cardíaco. Y la miocarditis puede ser cualquier cosa menos banal. En esta inflamación, los gérmenes patógenos no solo atacan el propio miocardio, sino también las arterias coronarias, lo que puede debilitar a todo el órgano de tal modo que la consecuencia será una insuficiencia cardíaca duradera, con todos sus efectos secundarios habituales.

En el peor de los casos, una miocarditis grave incluso puede significar la muerte, pero como es tan difícil de reconocer como tal, no hay más que cifras inexactas sobre la verdadera frecuencia con que aparece. La estadística de diagnóstico que realiza la Oficina Federal de Estadística de Alemania dice que en el año 2012, en pacientes hospitalizados, se diagnosticó miocarditis aguda en 3.797 casos. La cifra real puede que sea mucho mayor.

La enfermedad es tan peligrosa porque, con independencia de la edad, puede afectar a cualquier persona. Así, hemos visto más de una vez que futbolistas jóvenes, que en apariencia están en plena forma, se desploman en redondo en medio de un partido y yacen inmóviles en el suelo. Diagnóstico: muerte súbita. La causa puede ser una infección gripal mal curada, una infección vírica en principio inofensiva que, sin embargo, se propaga sin que se note y puede atacar al corazón si la persona afectada no se toma un descanso. En casos así, toda actividad deportiva es una carga suplementaria para el órgano y puede ser la gota que colme el vaso.

Si el paciente, en cambio, se cuida y se cura la enfermedad con paciencia y por completo, es muy improbable que padezca una miocarditis. Y sí, incluso se puede prevenir con eficacia. Para minimizar, ya desde el principio, el riesgo a contraerla en algún momento, no solo deberían recibirse de niño todas las vacunas básicas, sino también ponerse recordatorios de ellas regularmente de adulto. Está demostrado que quien —como se ha descrito en el capítulo «Darse un banquete a gusto del corazón»— se alimenta, además, de manera saludable, duerme lo suficiente y practica deporte con regularidad hace que su organismo rinda mejor y lo protege de toda clase de enfermedades. Y entre ellas se encuentra, en un lugar destacado, la miocarditis.

GIMNASIA RÍTMICA PARA EL CORAZÓN

Todo sobre la conexión entre
el deporte, nuestros esforzados
glóbulos sanguíneos
y un corazón vigoroso

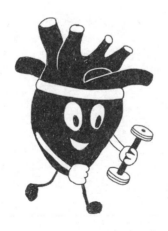

Salta, corazón, salta

Aun cuando una y otra vez oímos noticias de deportistas que sufren una muerte súbita, no hay médico que afirme que la actividad física no sea beneficiosa para el corazón. Más bien hay unanimidad al opinar que la buena forma física juega un papel decisivo en la buena salud de nuestro corazón. Numerosos estudios demuestran sin discrepancias que hacer deporte con regularidad reduce de manera duradera el riesgo de padecer tempranamente una enfermedad cardiovascular. Además, nos inmuniza contra el estrés, y eso también le hace mucho bien a nuestro corazón. Pero ¿qué clase de deporte es la mejor para nosotros? Al fin y al cabo, queremos hacer, y es lógico, algo bueno para nuestro cuerpo y no dañar, por ejemplo, sus articulaciones u otras partes de manera duradera.

Es importante que la actividad deportiva por la que nos decidamos sea variada y, a la vez, vaya unida al menor desgaste posible. Y, naturalmente, que nos divierta. Puedes leer todo lo que necesitas saber sobre los deportes de cama para el corazón en el capítulo «Deportes de cama para el corazón», que, en todo caso, es de todo punto recomendable. Por lo demás, cada cual debe decidir por sí mismo qué es lo que le gusta y le hace bien. A muchas personas les gusta practicar el aeróbic con regularidad. Hace poco, un amigo me contaba que mientras corría tuvo el subidón del corredor. Por esta expresión se entiende una sensación de euforia que puede aparecer en una situación de esfuerzo físico prolongado, en especial en fondistas. Las responsables son las hormonas de la felicidad, las endorfinas, que se cuidan de que el afectado, de repente, se sienta ligero a más no poder y crea poder correr eternamente sin caer desfallecido. Yo paso olímpicamente del deporte, pero debo confesar que me gustaría experimentar esa euforia alguna vez. Y eso, indefectiblemente, significa: ¡o lo intentas o nunca!

16:00 h: Con gran motivación, piso el desván en busca de mis viejos *shorts* de corredor y mis zapatillas de deporte. Después de quitar de en medio un montón de trastos viejos, tengo los dos ante la vista dentro de una caja de cartón. «Las zapatillas están prácticamente nuevas», pienso al soplar sobre la capa de polvo.

16:05 h: He descubierto una araña en una zapatilla. Con los dedos del pie. Al vestirme. He vencido el asco y he solucionado el problema con el aspirador. Menudencias así no pueden detenerme.

16:11 h: Estoy delante de casa en atuendo deportivo y me preparo mentalmente para el acontecimiento que viene. Me encuentro con un vecino y charlamos un poco.

16:55 h: Nos hemos contado todas las noticias habidas y por haber. La busca del legendario subidón del corredor puede empezar. Con sentimientos encontrados, admitámoslo, me pongo en movimiento en dirección al bosque.

16:57 h: En mi cuerpo se hace notar una primera sensación de esfuerzo. Sobre todo va aumentando en las piernas, pero eso, claro está, debe de ser normal. Al fin y al cabo, hacía mucho tiempo que no corría. En todo caso, eso no me va a detener.

17:01 h: Percibo músculos de los que ni siquiera conocía la existencia. Agradable no es, pero veamos antes si no vuelve a pasar.

17:04 h: Veo aproximarse hacia mí la peor resaca muscular de la historia de la humanidad.

17:07 h: Cada vez me hago más a la idea de verme postrado en cama quizás para el resto de mi vida o, en todo caso, como mínimo las semanas venideras.

17:10 h: No puede doler más. Probablemente sería más agradable pisar un socavón a posta y destrozar de una vez todos los músculos y las articulaciones.

17:11 h: Busco con la mirada socavones apropiados, pero en vez de eso, veo un banco. ¡Pausa! Me dejo caer sobre la superficie, pero en ese mismo momento pienso en que mi amigo me aconsejó que hiciera algunas flexiones durante los descansos para no perder fuelle.

17:12 h: Jadeando, me tumbo boca abajo en el sucio suelo del bosque. Al oír voces de repente, me levanto quejoso y comienzo a contar en un tono bien audible: «¡… 313, 314, 315…!» Segundos después, los paseantes ya no pueden oírme, y me desplomo sobre la tierra hecho polvo.

17:15 h: Voy camino de casa. Andando. No, más bien cojeando.

Si alguien hubiera podido decirme antes que el subidón del corredor no le pasa a todo el mundo y, si pasa, les pasa a deportistas entrenados… Y que solo hay que contar con él si el corredor ejercitado lleva el cuerpo hasta el límite de carga. Pero entonces me consuelo: no quiero, claro está, batir ningún récord mundial, sino, sobre todo, entrenar el corazón y el sistema circulatorio. Si es necesario, incluso sin subidón del corredor. Y es que una cosa es segura: con entrenamiento regular, el corazón reacciona como cualquier otro músculo. Crece y se fortalece. Así, puede bombear más sangre y abastecer mejor a nuestros músculos, ávidos de oxígeno, mientras corremos una carrera de resistencia. Además, un corazón entrenado no solo rinde más, sino que tampoco necesita latir tantas veces en estado de reposo para abastecer al cuerpo de manera óptima.

Si se considera el corazón como un motor, es fácil explicar por qué la esperanza de vida es mayor en deportistas que en las personas que no practican deporte. Y es que un motor que gira permanentemente a un alto espectro de revoluciones se estropea antes que uno que siempre gira a pocas revoluciones. Lo mismo vale para un corazón no entrenado que, claro está, debe latir más rápido las veinticuatro horas del día para abastecer de sangre al cuerpo de modo suficiente que uno que trabaja con sosiego.

Lo anterior se entenderá mejor con un ejemplo de cálculo. Un corazón no entrenado late de promedio, digamos, ochenta veces por minuto, mientras que uno entrenado, solo cincuenta veces. Entonces, el corazón no entrenado ha latido 3.000 millones de veces al cabo de setenta años, mientras que el entrenado ha latido 1.800 millones, es decir un 40% menos. En principio parece algo magnífico, pero ¿de verdad lo es?

¿No es el deporte, en realidad, un asesinato? Al fin y al cabo, todos hemos oído de deportistas de competición que tienen muchos problemas debido a su corazón grande y que mueren de modo prematuro, sobre todo cuando, al final de su carrera, entrenan con menos intensidad. Pero eso solo vale, si es que vale, para atletas de élite. En lo que se refiere a los aficionados, por el contrario, los expertos están absolutamente seguros: el deporte no es un asesinato, de ningún modo. Al contrario. Contribuye de manera decisiva a tener un corazón sano y vigoroso. Y a quien, con todo, tema la perspectiva de tener un problemático corazón de atleta, cabe aconsejarle que no cese el entrenamiento de golpe después de haber estado años entrenando con regularidad, sino que lo vaya dejando poco a poco. Si lo hace así, no puede pasarle nada.

Un equipo de investigadores de Manchester ha estudiado en ratas los efectos del deporte en las células cardíacas que generan los impulsos. Para ello, un grupo de «ratas deportistas» tuvo que «pedalear» una hora todos los días durante doce semanas en una pista, mientras que el resto, en cierto modo las «ratas que pasaban olímpicamente del deporte», quedaban exoneradas por completo de hacer esfuerzo alguno. Al finalizar el experimento, los roedores físicamente activos tenían la frecuencia cardíaca en reposo claramente más baja que sus colegas holgazanes. Los investigadores averiguaron que se debía a una modificación que tenía lugar en el nódulo sinusal, el reloj secuencial superior del corazón, donde corrientes de iones se encargan, por medio de canales iónicos especiales, de que las células generadoras de impulsos se autoexciten. Cuando los científicos estudiaron el código genético de estas células, comprobaron que poseían muchos menos genes para estos canales iónicos, llamados «canales Funny», que las células de los animales que no se habían entrenado. Así pues, practicar deporte con regularidad había modificado la estructura interna de los relojes secuenciales del corazón de manera duradera.

Practicar deporte con regularidad no solo hace a nuestro corazón más grande, más vigoroso y más eficaz en su rendimiento, sino que también influye incluso en el código genético de las células del nódulo sinusal, con lo que estas, por lo visto, generan menos impulsos-latido. Mi «experiencia con respecto al subidón del corredor», sin embargo, no me convenció. El deporte puede ser todo lo sano que se quiera, pero esta vivencia me anuló por completo las ganas de correr. Y eso que fui un buen corredor hace tiempo. Por lo menos cuando iba a quinto de primaria. Siempre que volvía a casa y había abierto la boca más de la cuenta ante los de sexto, llegaba a casa en pocos minutos. En tamaña proeza, como sé ahora, me había ayudado de manera decisiva un mecanismo al que le deben incluso la vida no pocas personas.

Propulsión a chorro para luchar o huir

Lo que, camino de casa, me transformaba en un velocista de primera no eran solo mis piernas, sino también una parte de mi sistema nervioso. El vegetativo, para ser exacto, que también se llama «sistema nervioso de los órganos». Aunque el nódulo sinusal es el reloj secuencial superior del corazón, otros centros más relevantes pueden influir en su actividad de manera decisiva por medio de este sistema nervioso de los órganos. Así, nuestros latidos, según se requiera, son ora más rápidos, ora más lentos, ora más fuertes, ora más débiles.

Dentro del sistema nervioso vegetativo se distinguen dos partes de efectos opuestos: el simpático y el parasimpático. Juntos controlan una gran parte de nuestras funciones corporales, y entre ellas, la del corazón no ocupa precisamente el último lugar. Y aunque ambos actúan de manera por completo opuesta, se complementan con total acierto. En una situación de emergencia, los nervios simpáticos nos ponen en estado de alarma de inmediato. Nos dilatan las pupilas para que veamos incluso en malas condiciones de iluminación, aumentan la actividad muscular para que podamos luchar, pero también para que podamos huir con más rapidez, y nos dilatan los bronquios para que respiremos mejor. Para todos estos efectos, el fisiólogo estadounidense Walter Cannon acuñó el concepto de *fight-or-flight-reaction*.[47] ¡Una descripción perfecta! Cuando corría hacia casa perseguido por

---

47. Se traduciría por «lucha o huye».

los demás, estaba huyendo, y mi simpático era mi inagotable propulsión a chorro.

La función opuesta, «de relajación», la detenta el sistema parasimpático, que se activa, por ejemplo, si hemos comido mucho y aparece la famosa «fatiga postalmuerzo», que nos hace caer desplomados en el sofá después de una opípara comida. Y es que, como ahora la digestión tiene la máxima preferencia, los nervios parasimpáticos detienen la actividad general del cuerpo y en su lugar aumentan el riego sanguíneo del estómago, el intestino y el hígado. En los países de habla inglesa, el cansancio paralizador que se apodera de la persona después de comer se conoce también como *rest-and-digest phenomenon*.[48]

Por su parte, el simpático tiene también varios efectos sobre el corazón. Uno de ellos es el aumento de la frecuencia cardíaca, que debe atribuirse a una influencia inmediata del nódulo sinusal. Además, eleva la fuerza de contracción de las células musculares cardíacas. El mecanismo responsable de ello es la activación de los llamados receptores beta 1 en la membrana de la célula. Por añadidura, la contracción muscular dura menos tiempo, de modo que el corazón puede latir con más rapidez... y yo puedo correr con más rapidez.

Por suerte, se puede influir con bastante buenos resultados en el sistema nervioso vegetativo, que es complejísimo, mediante medicamentos, lo que asimismo es sumamente útil al tratar enfermedades cardiovasculares crónicas, en especial en la medicina de urgencias. Son medicamentos bien conocidos los llamados betabloqueadores, que bloquean los citados receptores beta 1 y así disminuyen la tensión arterial y la frecuencia cardíaca en reposo. Otros medicamentos con efectos sobre el sistema vegetativo son los preparados digitálicos, que se obtienen de la planta llamada dedalera, cuyo nombre en latín es *Digitalis purpurea*. Con su ayuda, en caso de marcada debilidad cardíaca, se puede aumentar la fuerza de contracción del corazón al mismo tiempo que se disminuye la frecuencia cardíaca.

En el dramático caso de un paro cardíaco, se va incluso más lejos: se aumenta la actividad del simpático a la vez que se frena a su antagonista,

---

48. *Rest-and-digest* significa «descansa y digiere».

el parasimpático, mediante dosis de adrenalina y atropina. La adrenalina es una hormona del estrés de la corteza suprarrenal, una de las llamadas simpaticomiméticas; a propósito, este nombre describe muy bien su función. Y es que la palabra griega *mimesis* significa «imitación». La adrenalina imita, pues, al simpático, es decir, aumenta su actividad provocando un aumento de la frecuencia cardíaca, una dilatación de los bronquios y una subida de la presión arterial.

La atropina, por el contrario, tiene un efecto parasimpatolítico, que significa algo así como «finalizador del efecto parasimpático». Disminuye, pues, la influencia que ejercen las fibras parasimpáticas sobre el corazón. Después de administrar ambos preparados con fines paralelos, la influencia que ejercen sobre el corazón que se ha parado es literalmente simpática, a saber, facilitan de manera determinante que comience a latir de nuevo al reanimarlo de un «antipático» paro cardíaco.

Sin embargo, los efectos de todos estos medicamentos no se limitan solo, en modo alguno, al sistema cardiovascular. Más bien se puede hacer uso de sus efectos en pequeñas dosis también en la vida diaria. Así, algunos aerosoles de nariz contienen adrenalina (también llamada epinefrina), que estrecha los vasos en la membrana mucosa, con lo que esta se deshincha claramente al cabo de poco tiempo. Pero cabe decir que solo ayudarán si no los utilizamos demasiado a menudo, pues de lo contrario aparece el llamado *rebound effect*, que se cuida de que la mucosa de la nariz vuelva a estar bien irrigada y se hinche de nuevo. De ahí que no sea de extrañar que tantas personas tengan una auténtica dependencia de los aerosoles de nariz.

Dicho esto, el oftalmólogo emplea atropina y análogos.[49] Administrados en forma de gotas, frenan los efectos parasimpáticos en la vista, los cuales, entre otras cosas, se cuidan de que se contraigan las pupilas. Consecuencia: las influencias simpáticas se imponen, y la pupila se dilata. Eso facilita el diagnóstico, en especial el de la retina, aunque para el paciente tiene la desventaja de que ve el mundo bastante borroso durante algún tiempo.

---

49. *Análogo* es un término utilizado en química para describir similitudes en la función y la estructura química de las sustancias.

En tiempos pasados, las pupilas dilatadas se consideraban especialmente bellas, sobre todo en las mujeres. Así, muchas damas se ponían gotas de mezclas de atropina en los ojos. Y como la atropina se obtenía de la planta que, entre otros nombres, se denominaba hierba de la muerta o cereza del diablo, pues es venenosa, desde entonces esta planta se llama belladona, «mujer hermosa».

¡Me estoy poniendo rojo!

¿Qué sería un motor sin combustible? Nada más que un montón de hierros inútiles. Pero no, un motor, como su nombre indica, está ahí para producir movimiento. Y para eso hay que llenar el depósito de gasolina. Lo que para el motor es el combustible lo es la sangre para nosotros. ¡Sin el líquido rojo no funciona nada! Y como cumple tantas funciones importantes también se designa, no sin razón, como nuestro órgano fluido. Por los vasos sanguíneos de un adulto medio fluyen entre cinco y seis litros. La sangre se compone de parte líquida y parte sólida. La parte líquida, el plasma sanguíneo, que en un hombre adulto asciende aproximadamente al 55% del volumen sanguíneo,[50] consta, sobre todo, de agua, proteínas, sales y azúcares simples, pero contiene, además, una multiplicidad de sustancias distintas. Otro 44% lo forma el componente sólido, el llamado hematocrito. Este consta de partes celulares, sobre todo de los distintos glóbulos sanguíneos, así como de células especiales del sistema inmunitario.

Cuando, hace poco, hacía el indio con mi sobrina pequeña en su caseta construida en la copa de un árbol, ella dijo algo que me hizo pensar. Me había herido en el brazo por torpeza mía. Después de soplar con fuerza sobre el arañazo, mi sobrina me dijo sorprendida: «Tu sangre se parece un poco al kétchup». Para comprobar cuánta razón tenía la niña basta con, además de observar la sangre, reflexionar sobre sus características. Es roja y espesa y contiene, como el kétchup, diferentes sustancias sólidas. Vista físicamente, la sangre es un fluido no newtoniano, lo que

---

50. En las mujeres es algo más.

quiere decir, ni más ni menos, que tiene unas propiedades de flujo distintas de las que tiene el agua. Eso se debe a que en la sangre flotan muchas sustancias que, como la sal en la salmuera, por ejemplo, no están disueltas en el plasma.

Una mezcla así de fluidez y sustancias flotantes sólidas se llama suspensión. En el caso de la sangre, esta suspensión se distingue porque sus características cambian con la velocidad de fluidez. Y es que cuanto más rápido fluye la sangre, más se forma una emulsión a partir de la suspensión, una mezcla sutilmente repartida entre dos fluidos que, en realidad, no se pueden mezclar. La culpable de ello es la ductilidad de los glóbulos rojos. Si se mete una cucharada de aceite de oliva en un vaso de agua, el agua y el aceite no se mezclan, y una gran capa de aceite flota en la superficie del vaso. Pero si se remueve con fuerza, el aceite se reparte en el agua en forma de diminutas gotitas. Entonces tenemos una emulsión. En relación con la sangre, eso significa que en ella, en condiciones de alta velocidad de fluidez, los glóbulos sanguíneos se comportan de manera parecida a las gotitas de grasa en el agua.

Los glóbulos sanguíneos son los glóbulos rojos y los glóbulos blancos,[51] ya mencionados, y las llamadas plaquetas, que ponen en marcha la coagulación cuando se produce una herida. Si alguien se hiere torpemente en el brazo como yo, ellas se cuidan al instante de que la abertura originada en la piel cese de sangrar cuanto antes. Con este fin, se acumulan a la mayor brevedad en grandes cantidades y liberan fibrina, una proteína filiforme. Un hilo así es mil veces más delgado que un pelo y una de las sustancias biológicas más elásticas. Los hilos de la fibrina forman conjuntamente una tupida red con la que, de entrada, se corta la hemorragia. Según las circunstancias, un mecanismo que puede salvar la vida.

---

51. Véase la pàgina 174: «El (casi) invencible ejército de nuestro cuerpo».

Glóbulos rojos
con el maillot amarillo

¿Por qué Eritrea se llama Eritrea? Porque está junto al mar Rojo. Y es que la palabra griega *erythrós* significa «rojo». Por eso, los glóbulos rojos se llaman también eritrocitos; a su vez, la segunda parte de la palabra deriva del griego *kýtos*, «bolsa». En los vertebrados, los eritrocitos son las células que más se dan en la sangre, con cifras que van de los 24 a los 30 billones. En nosotros, los humanos, son estructuras abolladas por ambos lados, sin núcleo, discoidales, de aspecto parecido al de un caramelo. Esta forma les facilita la absorción de oxígeno, ya que la distancia desde el interior de la célula hasta la membrana exterior es mucho más corta que en una célula redonda.

Si adquieren otra forma, los augurios no son nada buenos. Entre otros, la desecación, intoxicaciones varias, la falta de vitaminas o un defecto genético pueden provocar que pierdan involuntariamente su forma redonda y aplanada y aparezcan con forma de esfera, de copa o incluso de estramonio. También cambian de forma en los capilares estrechos, donde los eritrocitos desprenden oxígeno y a cambio absorben anhídrido carbónico, pero esta vez con toda la intención y lógica. Y es que, para pasar a través de ellos —uno tras otro en una especie de fila india—, se estiran y se vuelven delgadísimos.

La tarea de los glóbulos rojos es —como a estas alturas ya sabes— transportar gases, es decir, transportar oxígeno de los pulmones a los tejidos y anhídrido carbónico desde allí de vuelta a los pulmones. Si pueden transportar oxígeno como burros de carga es gracias a esa sustancia de color rojo llamada hemoglobina, de la que se componen en más de un 90%. La hemoglobina es una proteína fijadora de oxígeno que debe su color rojo a la unión con un átomo central de hierro, el hemo.

Pero ¿cómo sabe la hemoglobina cuándo es el momento de desprender oxígeno y absorber anhídrido carbónico y cuándo al revés? Pues bien, de eso se cuida el llamado efecto Bohr, que, en una situación ideal, mantiene el equilibrio ácido-base en la sangre. Cuanto más anhídrido carbónico contenga, más ácida será, y a la inversa. Por eso, la sangre es más básica en los vasos de los pulmones, ricos en oxígeno, que en los capilares de las puntas de los dedos, donde predomina el anhídrido carbónico. Para restablecer ahora el equilibrio entre ambos gases y mantener el valor de pH[52] tan constante como se pueda, los eritrocitos desprenden oxígeno en la punta del dedo y en su lugar absorben anhídrido carbónico, mientras que el intercambio de gases en el pulmón transcurre exactamente en sentido contrario.

Para los eritrocitos, semejante operación resulta a la larga bastante agotadora. Por eso no envejecen, sino que, solo cuatro meses después de originarse, las células devoradoras del hígado, el bazo y la médula ósea vuelven a descomponerlos. Eso, desde luego, obliga a nuestro cuerpo a reemplazar a los muertos de manera permanente por nuevos ejemplares recién formados. De ahí que la médula ósea libere unos dos millones de ellos por segundo en el torrente sanguíneo, lo que supone la asombrosa cifra de 175.000 a 200.000 millones al día.

En los adultos, los eritrocitos se forman en la médula ósea roja; en el bebé que está por nacer, en cambio, en el hígado y el bazo. En este proceso tiene un papel destacado una hormona llamada eritropoyetina, cuya abreviatura usual, EPO, no solo se ha hecho famosa gracias al Tour de Francia. En cuanto los sensores de nuestro cuerpo registran una falta de oxígeno en algún lugar, los riñones forman más eritropoyetina. Y eso vuelve a reactivar la producción de glóbulos rojos en masa, con la consecuencia de que la sangre puede transportar más oxígeno aumentando de modo considerable la capacidad de rendimiento del cuerpo. Para apoyar

---

52. Unidad de medida del carácter ácido o básico de una solución.

este proceso, los deportistas se someten con gusto a un prolongado entrenamiento de altura, es decir, ponen a prueba su cuerpo en regiones en las que el aire contiene menos oxígeno, de modo que el cuerpo se ve obligado a aumentar en masa la producción de eritrocitos por medio de la EPO.

Pero para ser el primero en pasar en bici por la línea de meta hay un sistema más sencillo: se inyecta sin vacilar la EPO en el torrente sanguíneo. Eso, desde luego, es dopaje y, como es sabido, está terminantemente prohibido. Y es que no solo es injusto con respecto a los demás competidores, sino también muy peligroso para el que se dopa. Si se eleva el número de glóbulos rojos de manera artificial, la sangre se vuelve más espesa, y el riesgo de padecer infarto, ictus y daños en los órganos aumenta de manera considerable. Una mezcla de EPO y estimulantes es un cóctel peligroso; quien lo utiliza, según las circunstancias, paga un alto precio por el maillot amarillo. No es infrecuente que deportistas de alto rendimiento que se han dopado mueran jóvenes de un infarto. Por principio, muchos medios de dopaje no pueden reemplazar a la larga un entrenamiento intensivo. Así, es cierto que un corazón dopado con hormonas del crecimiento, por ejemplo, es más musculoso que los órganos de uno normal, pero en el dopado el crecimiento de la musculatura cardíaca está dirigido, por desgracia, hacia dentro, lo que, en última instancia, incluso restringe los ventrículos. Muchísimo más sano es fomentar el crecimiento de la musculatura cardíaca mediante un entrenamiento regular y, desde luego, paulatino. Entonces, el corazón será inevitablemente cada vez más fuerte, y también podrá llevar a cabo auténticas proezas sin dopaje.

NADA FUNCIONA SIN PRESIÓN

Todo sobre los mecanismos de la presión arterial

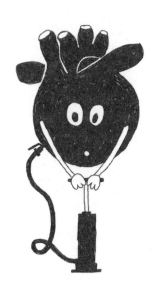

Presión en la caldera

Por presión arterial se entiende la presión que ejerce la sangre en la pared de las arterias en un ámbito determinado de nuestro sistema vascular. Hay que distinguir entre dos valores: el sistólico y el diastólico, llamados también «el alto y el bajo» en el uso lingüístico general. Si el ventrículo izquierdo está lleno, se contrae y bombea sangre a la aorta. A este proceso los médicos lo llaman sístole, y la presión que se origina en los vasos se llama, de manera correspondiente, precisamente sistólica. O expresado de otro modo: el valor sistólico indica la máxima presión con la que se bombea la sangre desde el corazón al cuerpo. A continuación, el ventrículo izquierdo debe volver a llenarse hasta arriba. En este intervalo de tiempo, la presión, desde luego, desciende, y el valor más bajo que se alcanza es el diastólico.

Ambos valores pueden medirse en el brazo con un manguito y un estetoscopio, por ejemplo. Si se pone el estetoscopio en la arteria del codo, en principio no se oye nada. Eso se debe a que la sangre fluye sin impedimentos. Los flujos circulantes, sin embargo, solo generan ruido cuando encuentran resistencia; como un riachuelo, que solo murmura cuando el agua choca con una piedra. Y ahora entra en acción el manguito, que, tras ser colocado en el brazo, se infla con fuerza. Entonces se origina en el brazo una presión cada vez mayor y, así, también en la arteria del codo, hasta que esta, finalmente, queda comprimida por completo, de modo que por ella deja de circular sangre. Ahora se abre la válvula del manguito para que el aire salga poco a poco: la presión del manguito baja. Una vez ha alcanzado el valor exacto dentro de la arteria, vuelve a pasar un aluvión de sangre a través de la vía estrecha antes de que esta vuelva a cerrarse.

Y este breve tránsito genera un ruido audible. En cuanto se percibe, se lee el valor —lógicamente, es el sistólico— en la escala del manómetro. En una persona sana llega a unos 120 mmHg.[53]

Si se sigue dejando salir aire del manguito, se oye un golpeteo cada vez que la oleada de sangre que llega abre la arteria empujando. Así ocurre hasta que la sangre vuelve a fluir sin impedimentos. Entonces, de repente, ya no se oye nada, y se puede leer el valor diastólico. En casos normales, será de unos 70 a 80 mmHg. Una presión de 125/80 (léase: 125 y 80) significa que en las arterias hay una presión máxima de 125 mmHg y una mínima de 80 mmHg.

Si el valor supera en reposo los 140/90 mmHg, se habla de hipertensión leve; a partir de 160/100 mmHg, de hipertensión de segundo grado; y si supera los 180/110, de hipertensión de tercer grado, es decir, hipertensión aguda.

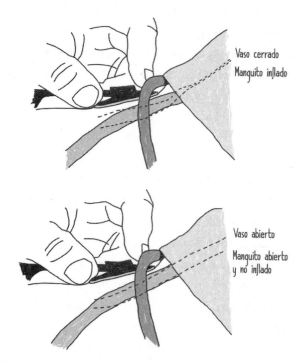

Vaso cerrado
Manguito inflado

Vaso abierto
Manguito abierto y no inflado

Toma de la tensión arterial: las líneas muestran los vasos sanguíneos del brazo.

---

53. La abreviatura mmHg significa «columna de mercurio milimétrica». Antiguamente, la presión se medía con columnas de mercurio reales, comparables a un termómetro clínico. Para tal medición, se observaba cuántos milímetros ascendía el mercurio en la columna a causa de la presión.

Un fenómeno que se observa repetidas veces en la práctica médica en hospitales es la llamada «hipertensión de bata blanca». Y es que, cuando un paciente pisa un hospital o una consulta, la excitación impulsa a menudo su tensión arterial hacia las nubes, sin que esta sea demasiado elevada realmente durante mucho tiempo. Para descartar este efecto, se puede llevar a cabo una observación prolongada a lo largo de varios días con un aparato de medición móvil y automático.

Si la tensión es demasiado alta de manera duradera, hay un riesgo creciente de que se vean afectados los vasos sanguíneos. Una posible consecuencia es, por ejemplo, que una arteria del cerebro se dilate cada vez más hasta romperse o incluso se reviente como un globo que se ha inflado demasiado. Entonces, según el grosor del vaso afectado, sale más o menos sangre a borbotones, lo que puede tener graves consecuencias, que pueden llegar a la muerte súbita. Un vaso sanguíneo que tenga una presión demasiado elevada de continuo, es decir, que esté sobrecargado de manera permanente, sufre por ello de modo considerable, y a la larga le conllevará daños irreversibles.

En la medicina de urgencias se oye con frecuencia que el valor sistólico debería estar por encima de los 100 mmHg y el diastólico, por debajo de los 100 mmHg, pues estos valores indican que el paciente «va bien». No negaré que para la mayoría de personas pueda ser cierto, pero en modo alguno es la solución mágica en lo que se refiere al diagnóstico de la tensión arterial. Si se padece hipertensión crónica, pongamos por caso con un valor de 180/110, y se sufre un choque circulatorio, la tensión desciende con rapidez, por ejemplo a 130/70. Aunque el choque baja la tensión, para el paciente supone todo lo contrario a una bendición; más bien es algo peligrosísimo. Y es que el concepto «choque», en este caso, no designa una situación de, digamos, excitación general o tensión nerviosa, sino una mala relación entre la cantidad de sangre necesaria y la cantidad de sangre existente y, con ella, una falta de irrigación en los capilares.

Eso significa que los tejidos ya no están lo bastante irrigados, lo que en el caso del cerebro, por ejemplo, puede significar la muerte inmediata. Se distingue entre dos tipos de choques de falta de volumen sanguíneo: el absoluto y el relativo. Mientras que en la variante absoluta, por ejemplo a consecuencia de un accidente grave, sale gran cantidad de sangre del cuerpo, en la variante relativa la cantidad total permanece invariable, pero una gran parte va a concentrarse a las piernas y otros tejidos de la mitad inferior del cuerpo. La consecuencia, de entrada, es la misma: los órganos reciben muy pocos nutrientes y, sobre todo, muy poco oxígeno. En el choque relativo hay una maniobra que, a menudo, ayuda rápidamente: levantarle las piernas al paciente para favorecer el flujo de sangre en dirección al corazón. Esta medida no causa daños en la variante absoluta; sin embargo, en esta es mucho más importante parar la hemorragia cuanto antes. Así pues, la próxima vez que quieras poner las piernas en alto, puedes justificarlo la mar de bien diciendo que tienes fluctuaciones en la tensión arterial y así permitirte un merecido descansito.

Botellas acostadas sobre un prado

Una soleada tarde de verano. Estoy sentado en un banco delante del puesto de socorro disfrutando del calor que me invade la piel. Hoy no ha pasado gran cosa. Algún que otro transporte de enfermos, dos intervenciones inocuas, ningún caso complicado. Tres horas más de servicio y podré irme a casa. Observo apático los pájaros que van trinando y escucho los zumbidos y los gruñidos en los arbustos. Pero entonces el idilio veraniego se interrumpe de súbito, me vibra el cinturón. «¡Ahora no...!», suplico, y salto. Por suerte, lo que me ha asustado no es mi avisador de urgencias, solo ha sido mi móvil. El SMS de una amiga invitándome a una barbacoa. Vuelvo a repantigarme en el banco y, aliviado, parpadeo bajo el sol. Cuando me dispongo a contestar, el avisador del cinturón da la alarma. Una picadura de insecto con trastorno circulatorio, probablemente consecuencia de una reacción alérgica. Se necesita una ambulancia con urgencia, es decir, a nosotros, y, además, un médico de urgencias, que, es de suponer, vendrá de una localidad vecina.

Stefan y yo entramos al vehículo de un salto y, con luz azul y sirena, al cabo de pocos segundos vamos camino del lugar del suceso. Llegamos cuatro minutos después de haber sonado la alarma; en la calle, un hombre nos hace señas. Bajo y me pongo al hombro, como siempre, la mochila de primeros auxilios; en la mano izquierda llevo la bolsa de oxígeno; en la derecha, el electrocardiógrafo. Seguimos al excitado señor por detrás de la casa hasta el jardín. Allí, junto a un arriate, yace una mujer en la hierba. Está consciente, respira un poco más rápido de lo normal, pero eso no parece en absoluto inquietante. Lo llamativo, por el contrario, es su piel, blanca como una sábana. Cuando nos ve, nos señala la mano y murmura: «¡Aquí me ha picado, aquí!» Mientras le pongo una compresa fría, Stefan redacta una pequeña historia clínica mientras le va tomando la tensión arterial. «Pulso rítmico, difícil de palpar, taquicardia», menciona brevemente, mientras yo preparo un suero y una vía intravenosa.

«Pulso rítmico»: es una buena noticia. Que sea difícil de palpar en el antebrazo era de esperar, dado su estado. Taquicardia significa que la frecuencia cardíaca es alta.

«La tensión es de 120 y 80.» Aguzo el oído. De 120 y 80 suena a los valores normales, pero por lo pálida que está la mujer ante nosotros se deduce que esa no puede ser su tensión habitual, sino que esta deber ser bastante más alta. En este momento, Stefan pregunta qué enfermedades previas ha tenido. Con cara de culpable, la paciente nos cuenta que es hipertensa, pero que hoy no ha tomado la medicación. A la pregunta sobre sus valores normales en reposo contesta con un 190 y 110. La imagen vuelve a concordar.

Tensión arterial demasiado baja, pulso claramente demasiado alto junto con la picadura del insecto: se impone verdaderamente el diagnóstico hipotético «choque anafiláctico o alérgico». Los vasos sanguíneos se dilatan como reacción al veneno del insecto, las paredes de los vasos se vuelven permeables y el fluido se filtra en el tejido. Como consecuencia visible, se forman ronchas hinchadas en la piel. Y esta mujer las presenta en abundancia.

En un choque, a los órganos del paciente les falta sangre. No llega suficiente sangre a la cabeza, sobre todo si la persona afectada está de pie, y si el cerebro ya no está lo bastante irrigado, la persona sufre un desmayo. Esta reacción, que podría parecer desagradable, es de lo más astuto desde el punto de vista del cuerpo, pues en posición yacente llega más sangre al cerebro. Para comprender mejor lo que sucede, podemos comparar al afectado con una botella de agua. El tapón de la botella es la cabeza del paciente, la botella en sí, el cuerpo del paciente, y el agua, la sangre. Si la botella está llena hasta arriba, el agua ocupa todo el interior. Si la botella, como el cuerpo en un choque en el que no existe sangre suficiente, está solo medio llena, la tapa permanece seca. Pero al colocar la botella en posición horizontal, por lo menos un poco de agua vuelve a alcanzar el cuello de la botella. Si volvemos al ejemplo del paciente, es difícil que en posición horizontal pierda el conocimiento; por el contrario, si está de pie es mucho más fácil que se desmaye. Y, como ya se ha mencionado, la irrigación de la cabeza y el cerebro puede mejorarse, sencillamente, manteniendo levantadas las piernas del paciente.

Por supuesto, es lo que nosotros hacemos con nuestra paciente, y una vez la vía y el suero intravenoso reemplazan la sangre que faltaba, la señora va recuperando el color poco a poco. En este momento oímos acercarse la sirena del coche que trae al médico de urgencias, pero por suerte todo ha ido bien, ya no necesitaremos al médico.

Además del desmayo —casi siempre involuntario— que mantiene más o menos la presión en los vasos sanguíneos mejorando así el abastecimiento de sangre al cerebro, el cuerpo dispone aún de otros mecanismos para impedir que la presión baje mucho. Uno de los sistemas de control, más bien discretos, es el llamado sistema renina-angiotensina-aldosterona (RAAS), que estrecha los vasos sanguíneos y eleva la cantidad de sangre. Y es que, si el corazón late con más fuerza y bombea más sangre a los vasos, en estos, lógicamente, sube la presión. Otro de los factores que contribuyen a determinar la presión sanguínea es el diámetro de los vasos. Cuanto más se estrecha un vaso, mayor es la resistencia a la que se enfrenta el torrente sanguíneo, y más sube la presión arterial.

La angiotensina II es la hormona central de este sistema. Si se libera, activa fibras simpáticas, y estas estrechan de nuevo los vasos, de modo que la presión en su interior aumenta. Pero empecemos por el principio: en nuestro plasma nada un precursor hormonal formado en el hígado y que se llama angiotensinógeno. Otra enzima parecida a las hormonas que va dando vueltas por el plasma es la renina. Puede provenir de los riñones y las cápsulas suprarrenales, pero también de la matriz, las glándulas salivares o la hipófisis.

Si se encuentran ambas, la renina descompone el angiotensinógeno y produce así la angiotensina I. Esta se ve transformada a continuación por una enzima denominada ACE[54] en una forma eficaz que se ha llamado, en un alarde de inventiva, angiotensina II. Esta angiotensina II se ocupa, entre otras cosas, de que se tensen las lisas fibras musculares en las paredes de los vasos, con lo que, desde luego, aumenta la resistencia de estos. Es el típico entrenador hiperexigente que grita a las paredes de los vasos sanguíneos: «¡Una flexión más, vamos. Quiero veros sudar!»

Además, tener angiotensina II en abundancia nos provoca sed y aumenta nuestro apetito por los alimentos salados. Además, libera en la corteza suprarrenal una hormona esteroidea llamada aldosterona. Esta hormona provoca que nuestros riñones segreguen menos iones de sodio y cloruro. La consecuencia es que el cuerpo retiene más agua, en vez de hacerla desaparecer por el inodoro. Cuando se combinan, todos estos efectos provocan un notable aumento de la cantidad de sangre y la presión arterial.

Como hemos visto, la ECA juega un papel decisivo en este mecanismo de aumento de la presión. Eso significa, a la inversa, que se puede bajar la tensión arterial bloqueándola con medicamentos, un principio que sigue toda una serie de medicamentos hipotensores que se incluyen bajo la denominación colectiva de inhibidores de ECA.

Una de mis hormonas favoritas, en cuya creciente liberación participa asimismo la angiotensina II, es la hormona antidiurética (ADH), que se libera a través de la hipófisis. Provoca que los riñones retengan más agua y que esta no abandone el cuerpo en forma de orina (de ahí el nombre). Consecuencia: la presión sube.

En la práctica, podría verse como sigue: estás sentado en el pub atiborrado de cerveza, con las piernas cruzadas. La desagradable sensación que percibes en el abdomen ha pasado de ser un leve dolor a convertirse en unas mortificantes punzadas. Según han demostrado varios estudios

---

54. ACE: *angiotensin converting enzyme*.

empíricos emprendidos por el autor en anteriores veladas discurridas en distintos pubs, estás haciendo justo lo correcto, pues si ahora vas al retrete, dentro de un cuarto de hora podrás marcharte por tu propio pie, aunque no te sientas del todo bien. Y entonces, en algún momento, ya no puedes más y alivias la torturada vejiga con un agradable «¡aah!» Que después de tomar cerveza y licor tengamos que ir al lavabo con urgencia se debe a que el alcohol inhibe la mencionada ADH. Y es que entonces los riñones retienen menos agua en el cuerpo, la vejiga se llena y nos convertimos en cataratas humanas.

Todas estas consecuencias de la liberación de angiotensina II aumentan la presión arterial. A corto plazo, nuestro corazón puede reaccionar con su orejuela derecha, una protuberancia de la aurícula derecha. Si se dilata a causa de un aumento del volumen sanguíneo, se libera una hormona especial que se ocupa de que los riñones segreguen conjuntamente cloruro de sodio y agua. Como resultado, la presión disminuye.

Si, en cambio, el nivel de angiotensina II se mantiene muy alto durante mucho tiempo, la consecuencia, las más de las veces, es una presión arterial elevada, lo que, como hemos visto, provoca daños orgánicos y vasculares. Por eso, la hipertensión se debería tratar, por principio, con medicamentos, por ejemplo con inhibidores de ECA. Además, se puede bajar la fuerza de contracción del corazón y, así, la tensión y la frecuencia cardíaca con betabloqueadores. Sin embargo, en este último procedimiento se impone la precaución, sobre todo en caso de que exista debilidad cardíaca. En un principio, un corazón débil debería tratarse solo con las cantidades mínimas, que se irán aumentando según las tolere el paciente. De lo contrario, existe el peligro de bajar demasiado la tensión arterial.

En muchos factores relevantes para la presión arterial, como la alimentación o el consumo de alcohol y tabaco, podemos influir; en otros, por el contrario, nada podemos hacer, o muy poco. La Deutsche Hochdruckliga, una organización especializada centrada en el estudio y prevención de la hipertensión, ha puesto de manifiesto, entre otros, que existe una relación entre la tensión alta y el peso al nacer. Así, las personas que pesan poco al nacer tienen con más frecuencia la tensión demasiado alta que las que no pesan poco. Y, a decir verdad, parece que así es: la tensión arterial de los bebés con poco peso es demasiado baja al principio, pero sube mucho más durante el primer año de vida que la de un recién nacido con un peso normal.

La razón de que exista este mecanismo inesperado es, por lo visto, el llamado crecimiento convergente. Cuanto más rápidamente intenta el cuerpecito recuperar el crecimiento que le falta, más aumenta el riesgo de padecer problemas cardiovasculares que más tarde conlleven una hipertensión que necesite tratamiento.

También la madre puede tener que luchar con fluctuaciones de la tensión arterial durante el embarazo, lo que sucede con relativa frecuencia, sin ser casi nunca peligroso. Porque el embarazo es algo tan maravilloso que el corazón está preparado para latir de manera óptima no solo para la madre, sino también para la criatura que va a nacer.

Latido para dos

Para los futuros padres, el embarazo es un período de tiempo increíblemente emocionante, vinculado a todo tipo de preguntas. ¿Irá todo bien? ¿Cómo será nuestra vida con el niño? ¿Sientes tú también las patadas? Me quedo impresionado cada vez que veo cómo crece una pequeña maravilla así dentro de su madre. Es un período de tiempo relativamente corto en el que cambian muchas cosas. Y con eso no me refiero solo a que uno de mis compañeros tuviera que cambiar su coche deportivo por un coche familiar apto para el bebé. Incluso pintó de rosa su despacho y lo transformó en un paraíso infantil. Dos sacrificios que hizo con mucho gusto. Sacrificios mucho mayores, sin embargo, hizo su mujer. Durante el embarazo tuvo que luchar, entre otras cosas, con problemas de hipertensión.

Aproximadamente una cuarta parte de las embarazadas está aquejada, más o menos a partir de la vigésima semana de embarazo, de hipertensión inducida por el embarazo (HIE).[55] En especial, se ven afectadas por ella futuras madres con sobrepeso. Sin embargo, no será peligroso mientras se sometan a los controles médicos con regularidad. Si a pesar de ello la presión arterial presenta valores demasiado altos, las más de las veces no quedará más remedio que pasar por el hospital. Allí se bajará entonces con medicamentos. Pero no hay que tener miedo de que se ponga al bebé en peligro con estos medicamentos, pues, al fin y al cabo, los médicos se encargan de que tanto la madre como la criatura que va a nacer estén en las mejores condiciones posibles.

---

55. Los médicos la denominan también «hipertensión gestacional» o «hipertensión inducida por el embarazo».

Cuando el niño ya ha llegado al mundo, en la mayoría de casos la tensión arterial de la madre se normaliza hasta situarse en los valores anteriores al embarazo al cabo de unos tres meses. No se ha investigado todavía lo suficiente por qué la tensión puede subir tanto en este período; se sospecha, sin embargo, que hay una relación con el aumento del volumen de sangre. Y es que, durante el embarazo, el corazón no late solo por la madre, sino también por la criatura que va a nacer.

Pero ¿cómo se refleja esto en una mujer que está enferma del corazón? Al fin y al cabo, el embarazo es una carga inmensa para todo el organismo y, por consiguiente, también para el corazón de la futura madre. No es solo que su volumen de sangre aumente en un 50%, sino también que su corazón se hace más grande. A fin de cuentas, debe rendir mucho más. Como acabamos de ver, las fluctuaciones de la tensión arterial son muy frecuentes durante el embarazo; sin embargo, en caso de que existan daños en el corazón pueden ser totalmente problemáticas. Y es que, si el corazón está sobrecargado y no bombea sangre suficiente, la criatura que va a nacer estará mal abastecida. Entonces el embrión no crece como debiera y, en el peor de los casos, nace de manera prematura o incluso muerto. En determinados problemas cardíacos —por ejemplo, una sustitución de válvula cardíaca[56] (se hace cuando una válvula ya no se cierra bien o se estrecha demasiado) o el síndrome de Marfan, una enfermedad del tejido conjuntivo con muchas repercusiones negativas en el corazón— el ginecólogo, por precaución, desaconseja totalmente que la mujer se quede embarazada.

Una enfermedad que se está convirtiendo cada vez más en el centro de interés de la investigación actual es la llamada cardiomiopatía periparto (CMPP).[57] Este complicado término técnico puede traducirse, más o menos, por «enfermedad del músculo cardíaco alrededor de la fecha del parto». Durante la última fase del embarazo o poco después del parto, mujeres cuyo corazón goza de buena salud muestran de repente síntomas como agotamiento, dificultad para respirar, tos irritativa, hinchazón en

56. Implante de una válvula cardíaca artificial.
57. Cambio patológico del músculo cardíaco al final y después del embarazo.

las piernas y taquicardia. Esta dramática situación puede culminar en un choque cardiogénico con peligro agudo para la salud y la vida.

Como hasta ahora todavía no se sabe nada sobre cómo se origina exactamente, esta enfermedad está siendo objeto de una intensa investigación, entre otros, en la Facultad de Medicina de Hannover. Se sospecha que la CMPP es una enfermedad de la pared interna de los vasos sanguíneos en cuyo origen participa, por lo menos en parte, la «hormona de la lactancia», la prolactina.[58] Además, factores de riesgo como la hipertensión, el tabaco o las infecciones parecen tener un papel importante.

Por el momento, los científicos siguen un enfoque terapéutico basado en medicamentos, en concreto en el llamado bromocriptina, que bloquea la prolactina. La directora del estudio dice al respecto: «Aunque los criterios que anuncian una CMPP están claramente definidos, con frecuencia no se reconoce la enfermedad». Eso también puede deberse a que muchas madres, antes del parto y después de él, cuando en su cuerpo todo está trastornado, encuentran normal que no se sientan muy bien, de modo que los síntomas de la CMPP, sencillamente, se pasan por alto.

Afortunadamente, por regla general, después del parto no hay motivos para preocuparse. Al contrario: el nacimiento ha tenido lugar, se ha traído al mundo una nueva vida, y un segundo corazoncito late alegre y sano.

---

58. La prolactina es la hormona que estimula la producción de leche y la contracción del útero después del parto.

EL CORAZÓN DE LA BELLA DURMIENTE

Todo sobre el sueño
(no)saludable, demasiado estrés,
mal de amores y defectos
del corazón

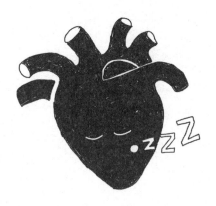

El corazón no puede dormirse

Estoy despierto tendido en mi cama escuchando el tictac del despertador. ¿Por qué, ahora que podría dormirme, no lo consigo? Claro, todavía estoy bastante agitado, pues el de hoy ha sido un día estresante. No, en realidad eso fue ayer, porque ahora son las 3:30. En menos de tres horas, el maldito cacharro volverá a sonar. Me revuelvo de izquierda a derecha y de derecha a izquierda. Después paso diez minutos buscando en la almohada el lugar perfecto. No consigo descansar.

Hace tan solo una semana leí un texto sobre la conexión entre los trastornos del sueño y la insuficiencia cardíaca. Un grupo de investigadores noruego publicó en el *European Heart Journal* los resultados de un interesante estudio en el que estos científicos examinaron un total de 54.000 personas de entre 20 y 90 años a lo largo de 11 años. Aunque no había ninguna prueba irrefutable de que un trastorno del sueño aumentara inmediatamente el riesgo de sufrir insuficiencia cardíaca, se planteaba como una posibilidad. El insomnio significa estrés para la persona afectada, y cuando se produce, el cuerpo libera un número de hormonas, todas ellas con un efecto negativo sobre el corazón, lo que a largo plazo podría causar insuficiencia cardíaca. De los participantes en el mencionado estudio, 1.412 sufrieron insuficiencia cardíaca, y sorprendentemente, a menudo se trataba de aquellos que tenían problemas para conciliar el sueño. Pero, ¿quién sabe si no fue algún otro problema lo que les causó insuficiencia cardíaca?

Para dilucidarlo, los investigadores examinaron a fondo el estilo de vida de todos los participantes, midieron su presión arterial y su colesterol, determinaron cuánto deporte realizaban y les preguntaron sobre posibles depresiones y trastornos de ansiedad. También tuvieron en cuenta la altura y el peso. Todos estos factores fueron excluidos de la encuesta. Sin embargo, nunca examinaron a los sujetos en un laboratorio del sueño para evaluar otras enfermedades que aumentan el riesgo de enfermedades cardiovasculares, como la apnea del sueño.[59] A pesar de todo, se concluyó que los trastornos graves del sueño pueden tener consecuencias negativas para el corazón.

Por lo tanto, es muy probable que un sueño agitado y la consiguiente reducción del descanso nocturno tengan un efecto directo sobre la salud del corazón. Llegados a este punto, conviene saber que, después de cerrar los ojos, pasamos por distintas fases de sueño.

La primera es, lógicamente, la fase del adormecimiento. Según lo tensos que estemos y de lo activo que siga estando nuestro cuerpo, puede durar bastante tiempo. Lentamente, nos vamos despidiendo de este mundo, pero todavía nos es muy fácil despertarnos y volver a la realidad. Por fortuna, conseguimos la paz necesaria, nuestro ritmo cardíaco se ralentiza, la presión arterial baja y la respiración se vuelve más uniforme. Nuestros músculos, pero sobre todo nuestra psique, se relajan y estamos perfectamente preparados para pasar a la siguiente fase.

La siguiente fase del sueño solo dura unos minutos. Aunque los músculos continúan relajándose, durante esta fase podemos experimentar algunos tics violentos. Si no duermes solo, es probable que lo hayas notado cuando tu vecino de cama se duerme, o incluso lo has sufrido con dolor si te ha dado alguna que otra patada.

Sin embargo, el corazón ahora se ralentiza más y la presión arterial sigue bajando. Los ojos se mueven muy lentamente bajo los párpados, y poco a poco nos vamos deslizando hacia la tercera fase del sueño, que es aún más profunda. Nuestros ojos están casi inmóviles y estamos profundamente relajados. Sin embargo, es posible que en esta fase revivamos los conflictos psíquicos del día, que hasta ahora no habían jugado ningún papel. Cuanto peores hayan sido, más a menudo se repetirán, mientras que el corazón irá latiendo cada vez algo más rápido. Hasta que no ter-

---

59. Ausencia de respiración durante el sueño.

mine este episodio, no podremos pasar a la cuarta fase del sueño. En ella, la frecuencia de las ondas cerebrales disminuye aún más, y el sueño se hace más y más profundo, hasta que finalmente alcanzamos la quinta fase, el sueño profundo absoluto.

Esta es la parte del sueño nocturno en que nuestros cuerpos se recuperan mejor. El corazón late suavemente, en algunas personas incluso menos de 50 veces por minuto, la presión arterial está en el sótano, y nosotros estamos completamente relajados. En esta fase, el cuerpo no solo descansa, sino que también se regenera. En especial, nuestro sistema inmunológico aprovecha ahora la oportunidad para reordenarse. Solo así podrá protegernos de forma óptima cuando nos hayamos levantado. Por lo tanto, no dormir lo suficiente lleva sin remedio a enfermar más a menudo.

La fase de sueño profundo dura entre una hora y media y dos horas, y se repite varias veces durante la noche. Si nos despertamos en medio de una de estas fases, nos levantamos mucho peor de la cama y nos sentimos de muy mal humor. Si tenemos la posibilidad de acostarnos de nuevo, por lo general volvemos a quedarnos dormidos de inmediato.

A medida que la noche se acerca a su fin, interrumpimos cada vez más nuestro sueño profundo y entramos en las fases del REM,[60] en la que nuestros ojos se mueven frenéticamente, el cerebro se vuelve muy activo y la presión arterial y el pulso vuelven a elevarse. Estas son las fases en las que soñamos, en las que el cuerpo y la mente procesan de nuevo lo que hemos experimentado en el estado de vigilia. Sin este mecanismo, no rebajaríamos el estrés y podríamos desembocar en un malestar físico y psicológico general.

¿Significa que ahora tenemos la excusa perfecta para dormir felices hasta muy tarde? Me temo que no. ¿En qué estado de forma se encuentra el corazón de la Bella Durmiente? Al fin y al cabo, estableció un nuevo récord de sueño. ¿Ayudó eso a su corazón? Probablemente, no. Es un milagro que aún se vea lozana después de un siglo de sueño. Porque dormir demasiado nos perjudica, lo que, más que al sueño en sí, se debe a la

---

60. REM son las siglas de *rapid eye movement*, «movimiento ocular rápido».

falta de movimiento, que en nuestra princesa, a la edad de 100 años, es extrema. En teoría, sus vasos sanguíneos deben estar muy dañados, y es incapaz de mover ninguna parte de su cuerpo. Porque un cuerpo que no se mueve se debilita cada vez más. Dormir durante 100 años no criogeniza. Aunque después te despierten con un beso de lo más romántico.

Un grupo de investigadores de la Universidad de West Virginia han descubierto que las personas que duermen más de nueve horas noche tras noche tienen un riesgo casi un 50 por ciento más elevado de sufrir un ataque cardíaco y enfermedades cardiovasculares que las que son menos marmotas. De acuerdo con eso, para nuestro corazón la duración óptima del sueño es de siete horas. Si no es tu caso y duermes regularmente menos de cinco horas, tu riesgo de enfermedad cardíaca se duplica. Demasiado poco sueño es tan dañino como demasiado. ¡Siete horas es perfecto!

Corazón enfermo de amor

Uno de los sentimientos más hermosos y perturbadores del mundo es estar recién enamorado. No pensamos en nada más que en nuestra maravillosa pareja, el corazón galopa en el pecho, nos sentimos llenos de energía e ideamos multitud de planes. Y lo más agradable de todo es que las hormonas de la felicidad y del contacto liberadas en el proceso contribuyen a mantener la salud de nuestro corazón a largo plazo. Un equipo de científicos de la Universidad de California ha descubierto que incluso el latido del corazón de los enamorados coincide cuando se sientan frente a frente y se miran a los ojos. Los corazones de las mujeres parecen adaptarse más rápidamente al ritmo del hombre amado que viceversa. Todavía no está claro cuál es la causa exacta, pero ¿verdad que es muy romántico que los enamorados compartan el ritmo cardíaco?

Pero ¿qué sucede cuando el romance se acaba? ¿Qué sucede entonces con nuestros corazones? Cualquiera que haya tenido alguna vez un desamor conoce el dolor de la soledad, la tristeza y la sensación de valer menos que un trapo sucio. La pérdida parece demasiado grande, el dolor apenas puede soportarse. Levantarse por la mañana, ducharse y realizar las actividades cotidianas cuestan el máximo esfuerzo. La comida ya no sabe bien, y parece como si el sol se hubiera ocultado para siempre.

Entonces desempeñamos el papel principal en una tragedia digna de un buen teatro y sufrimos un sentimiento de desesperación que amenaza con destrozarnos, no solo mentalmente, sino también físicamente. Pero, ¿es cierto que esa tensión mental puede matarnos? ¿De verdad podemos morir por tener el corazón roto?

Sí, y de hecho, sucede. Aunque es muy poco frecuente. Los divorcios, el dolor persistente tras el fallecimiento de un ser querido y otras cargas emocionales permanentes tienen un enorme impacto en nuestro cuerpo. Pero no hace falta que la experiencia sea demasiado incisiva para terminar provocándonos un daño físico. Incluso la falta de reconocimiento, la intimidación o los reproches constantes son suficientes para lanzar a una persona a una «crisis de gratificación» o «falta de compensación»[61] que a la postre desencadena un malestar físico enorme. Las causas de este dolor están en la psique, pero el dolor es muy real y nada imaginario.

En los lugares de trabajo, el dolor de espalda es un cuadro clínico muy extendido en los países industrializados. Por sí solo, el miedo a sufrir dolor provoca que nos movamos de un modo distinto, adoptemos una postura que nos alivie y nos pongamos tensos. Y en un abrir y cerrar de ojos ya hemos entrado en un círculo vicioso. Solo uno de cada cinco habitantes adultos de un país industrializado moderno declara no haber tenido nunca dolor de espalda, mientras que el 80 por ciento restante lo ha sufrido al menos una vez. Las causas pueden ser el mencionado miedo al dolor y un trabajo físico extenuante, pero, sobre todo, el estrés emocional. Según un estudio del Centro Helmholtz de Múnich, en 2012 los costes originados por el dolor de espalda en Alemania ascendieron a 50.000 millones de euros. La insatisfacción y el estrés en el trabajo provocan en gran medida tales dolencias, pero la tensión mental exagerada no solo influye en nuestra postura, sino también en nuestro equilibrio hormonal y, por lo tanto, en la función de nuestros órganos internos.

En este contexto, hay una enfermedad que, pese a no haberse descrito hasta hace pocos años, es particularmente interesante: la miocardiopatía por estrés, es decir, el cambio patológico en el músculo cardíaco causado por el estrés. Otros términos son *Broken-Heart-Syndrom* o «síndrome del corazón roto», «balonamiento apical ventricular izquierdo transitorio» o «síndrome de Tako-Tsubo». Afecta principalmente después de la menopausia a mujeres que hayan experimentado una situación excepcio-

---

61. Una persona puede sufrir una «crisis de gratificación» si no recibe suficiente recompensa por el gasto económico y el sacrificio personal realizados. Puede ser origen de una enfermedad mental.

nal que les haya supuesto un estrés físico o mental intenso. En cuanto a síntomas, la disfunción resultante del músculo cardíaco es muy similar a un ataque cardíaco: respiración muy dificultosa y dolor torácico agudo. En el electrocardiograma aparece a menudo una notable elevación del segmento ST, un resultado muy típico de un ataque cardíaco. Esto puede ir acompañado de un choque cardiogénico (cardíaco) muy rápido, incluso de latidos cardíacos irregulares y hasta de fibrilación ventricular. Todo lo cual pone la vida en grave peligro; en consecuencia, debe tratarse lo antes posible.

En tales casos, al realizar una exploración mediante catéteres cardíacos para examinar si existe estrechamiento de los vasos coronarios, se hace evidente que estos no son, en absoluto, el problema, sino la presencia de una deformación del ventrículo, que ya no bombea bien, pues está paralizado. Si las circunstancias personales mejoran, el corazón, por lo general, se calma de nuevo. Siempre que se proporcione un tratamiento inmediato e intensivo, la situación suele resolverse aproximadamente en un mes, y los afectados vuelven a ser considerados en buena forma física y fuertes. Solo alrededor del uno por ciento de los casos son mortales.

El 23 de octubre de 2004, Japón sufrió un fuerte terremoto de magnitud 6,8 en la escala de Richter. Posteriormente, un grupo de investigación japonés estudió a 16 pacientes a los que se les había diagnosticado el síndrome del corazón roto o, como se denomina en Japón, síndrome de Tako-Tsubo. Tako-Tsubo es el nombre de una trampa para cazar pulpos cuya forma se asemeja a la de un corazón con síndrome del corazón roto.

Entre los afectados, se estudió a quince mujeres y un hombre, con una media de edad de 71,5 años, todos los cuales habían experimentado el terremoto en primera persona. Los investigadores calcularon que el estrés resultante había multiplicado por un factor de 24 la probabilidad de sufrir el síndrome de Tako-Tsubo. Sin embargo, todavía no está completamente claro por qué casi todos los afectados son mujeres. Según una de las hipótesis planteadas, ello se debería a que la estructura básica de las mujeres es más emocional, pero personalmente me parece una conclusión precipitada.

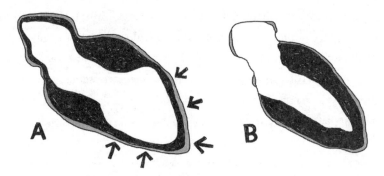

En el síndrome del corazón roto (A), los músculos de la punta del corazón
ya no se contraen apropiadamente; B es un corazón sano.

Otro intento de explicación parte del hecho de que, en estos casos, en muchos pacientes se registra un aumento del nivel en sangre de las hormonas del estrés del córtex de la glándula suprarrenal, especialmente adrenalina y noradrenalina. Y se cree que el corazón de las mujeres posmenopáusicas es más susceptible a tales hormonas del estrés debido a que presentan niveles más bajos de estrógeno, pero esta explicación también parece un poco exagerada.

Por cierto, las experiencias agradables, como por ejemplo ganar un premio de la lotería, también pueden desencadenar el síndrome del corazón roto, por lo que parece probable la relación con el aumento de los valores de adrenalina y noradrenalina. Los tumores suprarrenales, llamados feocromocitomas, también liberan una gran cantidad de hormonas del estrés, por lo que sus consecuencias son muy similares a las del síndrome del corazón roto.

Según un grupo de investigadores del estado alemán de Hesse, también podría ser determinante la alta concentración de una proteína llamada sarcolipina en las células musculares del ventrículo izquierdo, pues ralentiza la afluencia de calcio, que a su vez es crucial para la tensión de las células musculares. Si un músculo tiene muy poca sarcolipina, se debilita considerablemente.

Otra de las teorías nos llega de Sajonia, en concreto de Dresde. En esta ciudad, un grupo de investigadores ha comprobado que el efecto de la adrenalina puede ser revertido, lo que aumentaría la tensión de las células musculares al unirse a los receptores (receptores beta) en su superficie. Acto seguido, unas proteínas especializadas aumentarían la fuerza de contracción del músculo a través de una cascada de reacciones químicas en la célula. Cuando los investigadores inyectaron mucha adrenalina en ratones, estos receptores cambiaron y otras proteínas —también a través de una compleja cascada de reacciones— redujeron significativamente la fuerza de contracción de las células musculares.

¿Por qué sucede? Según una teoría, el cuerpo trata de preservar el corazón de influencias dañinas, pero en el caso del síndrome del corazón roto iría más allá de la mera protección. Y el efecto inverso de la adrenalina debería prevenir la sobreestimulación de las células musculares por parte de las hormonas del estrés en caso de un estado emocional de emergencia. Al fin y al cabo, esta situación también podría convertirse en una amenaza para la vida. En el año 2004, cuando unos científicos informaron sobre dos hermanas afectadas, surgió la sospecha de que el riesgo de desarrollar el síndrome del corazón roto fuera genético, y en 2006 también pudieron leerse algunas elucubraciones sobre que el desencadenante de la enfermedad podría ser una infección vírica con el virus 5 del herpes humano.

Como se ve, hay muchas líneas de investigación y suposiciones sobre la causa del síndrome del corazón roto, pero como el número de casos descritos es bajo no pasan de ser eso, teorías y suposiciones. Para sacar conclusiones más fundamentadas, en 2011 se fundó el International Tako-Tsubo Register (InterTAK), en el que participan 26 centros de todo el mundo, incluidos los departamentos de cardiología y angiología de la Facultad de Medicina de Hannover. En la actualidad, tiene registrados ya 1.500 historiales de pacientes afectados.

Gracias a estas bases de datos, algún día será posible conocer mejor la causa de la enfermedad y, por lo tanto, optimizar su tratamiento. Pero, qué duda cabe, hay un dolor que ninguna investigación, por muy exitosa que sea, no puede aliviar: el dolor de un corazón roto. Si sufrimos un terrible mal de amores, no hay en el mundo ningún médico capaz de quitarnos ese sentimiento atroz. Lo único que al menos ayuda un poco es llorar sobre el hombro de un buen amigo. Hasta que, tarde o temprano, el tiempo cure todas las heridas. A menudo, confesar en público el mal de amores es considerado como debilidad, pero yo no lo veo así en absoluto. ¿Hay algo más humano que conmoverse profundamente por amor? ¿O por desamor?

Las grajeas de anís curan todas las heridas

¿Por qué nos parece que el mal de amores es algo negativo que nos atormenta? Seguramente uno de los principales motivos sea porque, en nuestra desesperación, somos incapaces de imaginar que el dolor pueda llegar a desaparecer, lo que nos hace sentirlo con mayor intensidad aún. Los médicos lo denominan «efecto nocebo», que significa «me voy a hacer daño».

Por ejemplo, tras recibir una vacuna, este fenómeno puede ser el motivo por el que la persona vacunada, al sentir una mínima reacción física, piense que es el presagio de una complicación grave y viva la indisposición como la peor enfermedad de su vida. Es cierto que el mecanismo no es intencionado y, sobre todo, no es en absoluto imaginario; al contrario, el efecto nocebo tiene efectos fisiológicos y bien mensurables. Incluso podemos citar la historia real de un hombre que sufrió un paro cardíaco porque un muñeco vudú destinado a él presentaba «heridas críticas» y él creía en la magia del vudú. Tal vez solo sea una leyenda urbana para amenizar las tertulias, pero la medicina ha verificado un montón de ejemplos parecidos.

Los médicos lo saben: los pacientes que han recibido una completa información sobre los efectos secundarios de los medicamentos recetados tienden a sufrir dicho efectos secundarios con más frecuencia que los pacientes que han ingerido las mismas píldoras sin información. Y lo más intrigante: sin importar si los medicamentos contienen una sustancia activa o si se trata simplemente de una «bomba sin munición».

Pero también funciona al revés. Hace unos años le hice a mi hermana Heike una oferta para cuidar a sus dos hijas, mis sobrinas, durante tres semanas en otoño. Más exactamente, a mis sobrinas y a su padre, mi cuñado Werner. Antes de empezar mi delicada misión, repasé mentalmente todas sus instrucciones para estar seguro: por la mañana, después de que se levanten de la cama, llevar a las niñas al baño antes de sentarse a la mesa para desayunar, llevar a una a la guardería, cuidar de la otra en casa, vigilando constantemente para que la casa no sufra demasiados daños ni se queme. Volví a hojear todos los protocolos de la medicina pediátrica de urgencias y, como preparación, vi la película de Schwarzenegger *Poli de guardería*. ¿Qué podría salir mal después de eso?

Con toda la confianza del mundo, mi hermana y yo nos despedimos. Pero no tardé ni un día en salir de mis casillas. Preparando el almuerzo, me resbala de las manos un bote de pepinillos, mientras trato de recoger del suelo el millón de pedazos de vidrio afilados como cuchillas se me pega la comida y, simultáneamente, la niña pequeña, que está en su habitación, de repente empieza a vomitar y llorar al mismo tiempo. Sin embargo, la situación sigue siendo controlable. Pero entonces, en un momento dado, llega el primer cambio de pañal. Mi peor punto flaco. Como eso también consigo controlarlo razonablemente, voy con la pequeña Katarina a recoger a su hermana mayor, Sophie, de la guardería. Después comemos. En un McDonald's, en lugar de verduras ecológicas, debido a mis habilidades para la multitarea.

Por la tarde, recogemos a Werner del trabajo. Una vez en casa, bloquea el coche cuando las cuatro puertas aún siguen abiertas. Bum, la puerta del conductor se cierra de golpe. Bum, bum, cierro la puerta del acompañante y una puerta trasera. Bum, y al sonido de la última puerta cerrada le sigue de inmediato un grito espeluznante. Corro alrededor del coche. El dedo meñique de Sophie está atascado en la puerta. Trato de abrir la puerta. «¡Abre!», le grito a Werner. Por desgracia, el mando a distancia del cierre centralizado no tiene pilas, y la llave se mantiene en la funda de plástico gracias a unas capas de esparadrapo.

Cuando por fin se abre de nuevo la puerta, todos juntos observamos el dedo herido bajo la lámpara de la cocina. Sophie llora con desconsuelo.

Se ha formado un derrame de sangre debajo de la uña y el dedo está muy morado. Primero le aplicamos hielo y decidimos que yo iré al hospital con Sophie mientras Werner se quedará en casa cuidando de Katarina. Porque sin una radiografía no es posible decidir si el hueso ha sufrido algún daño o no.

Cuando llegamos al coche, recuperamos la calma por primera vez, pues ahora Sophie solo solloza de vez en cuando.

«¿Has estado alguna vez en un hospital?», le pregunto mientras arranco el motor.

«¡Sí, pero nunca he tenido nada tan grave!»

Está asustada. Se le nota a la legua.

«¡No quiero ir!»

Una gran lágrima resbala por su mejilla. Ver a mi sobrina llorar con tanta amargura me hace sufrir tanto como si el dedo que se hubiera atascado en el hueco de la puerta fuera el mío.

«Mientras yo esté cerca, no hay nada que temer. Conozco muy bien los hospitales y me quedaré contigo todo el rato. ¡Palabra de honor!»

Sophie asiente con la cabeza, pero dudando.

Le pregunto:

«¿Qué es una cosa verde que se vuelve roja con solo pulsar un botón?»

Ella piensa por un momento.

«Hmmm. No lo sé…»

«¡Una rana en una batidora!»

Ambos nos reímos.

Pero de repente, su buen humor desaparece y se queja de que el dedo le duele mucho. Por más que lo intente, no consigo animarla. Así que enciendo los intermitentes y paro el coche en el arcén. Abro el maletero, cojo la chaqueta y en su bolsillo encuentro lo que andaba buscando. De nuevo en el coche, le doy a Sophie una pastillita blanca. «Tómate esto y te sentirás mejor.» Un minuto después, le pregunto si ha mejorado y asiente con la cabeza.

Pasamos por encima de una caca de perro que estaba en medio de la carretera, lo que aprovecho para cantar una canción. «Con caca en la rueda, Ei, laili, laili, lo, pintamos de marrón la carretera, ei, laili, laili, lo.»

Apenas puede sonreír en todo el trayecto que nos lleva hasta el parquin frente a la entrada de emergencias. En la sala de radiografías, soporta todas la pruebas sin una queja. Su cara ni siquiera se inmuta cuando debe abrir los dedos para tomar una placa lateral.

«¿Va todo bien?», pregunto.

«Sí, la pastilla me ha ayudado», responde asintiendo.

La asistente de radiología me observa con cara de reproche; su mirada dice: «¡Oye, no puedes ir dando analgésicos a los niños sin más!»

Nos quedamos un poco más en la sala de espera de pediatría, hasta que nos llama y nos recibe un médico joven y comprensivo. «¿Miramos las fotos ahora?», pregunta. El problema es fácil de ver en las imágenes. El médico se vuelve hacia ella. «Está roto», dice con una sonrisa.

«¡¿En serio?! —se maravilla, y sus ojos empiezan a brillar—. ¡Guaaaay!»

En la sala de curas, el médico le pincha la ampolla de sangre bajo la uña. Lo hace con sumo cuidado. «Si te duele, me lo dices inmediatamente.»

«No me duele —dice Sophie sin impresionarse y sonriéndome, mientras el doctor le perfora suavemente la uña con una aguja y sin anestesia—. ¡He tomado un analgésico!»

Para terminar, una enfermera coloca un apósito sobre el dedo y luego una férula de plástico alrededor del dedo para inmovilizarlo.

Y eso fue todo.

¿Por qué estoy contando esta historia? Por un lado, porque tengo las sobrinas más guays del mundo, pero por el otro, también para demostrar que se puede ayudar a una persona de forma muy eficaz con los cuidados adecuados, por ejemplo, distrayéndola y transmitiéndole la sensación de que no le puede suceder nada. Ah, bueno, y también… con alguna grajea TicTac. Están especialmente indicadas para el dolor de dedos.

La estrategia, de sobras conocida, que empleé con Sophie fue la inversión del efecto nocebo: el efecto placebo. Esta palabra también viene del latín, y significa, literalmente: «complaceré». Este efecto placebo es el responsable de que un fármaco, en cuyo efecto se cree firmemente, ayude a la persona que lo toma aunque no contenga ninguna sustancia activa.

La persona se siente mejor. Y eso es tan real como el empeoramiento que provoca el efecto nocebo. Ninguno de los dos es imaginario.

Un área de la medicina que utiliza el efecto placebo es la homeopatía. En sus tratamientos, en algunos casos las sustancias activas se diluyen hasta el punto de que ya no son detectables, es decir, solo quedan unas pocas moléculas presentes. Según todas las evidencias científicas, no pueden tener ningún efecto. Si entierro una aspirina en mi jardín, el agua subterránea no ayudará a eliminar los dolores de cabeza. Pero hay muchas personas que confían en el efecto curativo de los medicamentos homeopáticos. No hay nada malo en ello. Mientras alguien tenga alguna molestia y se sienta mejor después de tomar bolitas homeopáticas (glóbulos), todo perfecto. Sin embargo, si se trata de una enfermedad seria y amenazante, como una infección severa, o en el caso de síntomas permanentes, es mejor buscar ayuda en la medicina convencional.

En un estudio a gran escala sobre la homeopatía, la revista *The Lancet* llegó a la devastadora conclusión de que sus tratamientos son del todo ineficaces desde el punto de vista fisiológico, es decir, no tienen efectos sobre los procesos físicos. Como resultado, en periódicos y revistas aparecieron titulares como «LA HOMEOPATÍA SE BASA EN LA IMAGINACIÓN». Pero eso no es verdad. Los preparados homeopáticos son muy adecuados para aprovechar la capacidad humana de «autocuración». Aunque el envase del ingrediente activo sea más importante que su contenido, eso no cambia el hecho de que aquellos que creen en él se sientan significativamente mejor después de tomarlo.

Como Sophie, después de que le diera un ineficaz TicTac, que ella interpretó como un analgésico. El caso es que estos recursos no deberían usarse muy a menudo. Por ejemplo, los padres que invariablemente dan a sus hijos bolitas de árnica cada vez que se caen en el parque están actuando de un modo muy imprudente. Porque los moretones se curan solos, los medicamentos, tanto los aceptados por la medicina ortodoxa como los homeopáticos, son innecesarios.

Dar a los niños una bolita presuntamente inofensiva a cada ocasión resulta bastante arriesgado. En la percepción del niño es exactamente igual que le administren comprimidos, gotas o las ineficaces bolitas, porque, en general, él lo considerará todo como un medicamento, y tendrá la sensación de que al más mínimo dolor o herida hay que tomar medicación. Y eso, en la edad adulta, podría traducirse desde un abuso crónico de medicamentos hasta una auténtica adicción.

Sea como sea, los adultos tienen derecho a elegir el tipo de tratamiento, pero en el caso de los niños soy reacio a utilizar medicamentos que contengan principios activos o preparados que sugieran alguna similitud con los medicamentos que contengan principios activos. Porque si el corazón de un niño no puede usar un determinado medicamento, se estará haciendo un uso indebido de medicamentos y analgésicos, por así decirlo, en la cuna.

Muchos de los analgésicos que se venden sin receta pueden perjudicar nuestro corazón a largo plazo. Según un estudio realizado por investigadores del Institutes für Sozial- und Präventivmedizin (Instituto de Medicina Social y Preventiva), el Diclofenac, por ejemplo, un analgésico que se vende sin receta, multiplica por cuatro la mortalidad cardiovascular.

Si mis sobrinas se caen o se dan un golpe en la rodilla, yo no les administro ningún tipo de medicación. Son dos niñas muy divertidas e intrépidas, pero más robustas de lo que a primera vista podría parecer. Cuando se hacen daño, basta con abrazarlas, estrecharlas un rato y escucharlas con cariño. Y, por supuesto, soplarles la pupa con mucha fuerza.

El corazón agujereado

«Por lo general, las personas están sanas» es una de mis máximas favoritas, especialmente cuando se trata de niños. Siempre y cuando se protejan el corazón mediante una nutrición equilibrada, ejercicio físico y el suficiente descanso. Lo anterior se aplica también a los nueve meses en los que el bebé crece dentro del cuerpo de la madre. Es posible que mientras el bebé se desarrolla en el útero algo salga mal. Si durante la gestación la futura madre sufre diabetes, contrae una infección de rubéola o bebe alcohol, por ejemplo, aumenta el riesgo de que el feto padezca un defecto cardíaco. Si un niño nonato tiene una deficiencia cardíaca de este tipo, como les sucede en Alemania a unos 6.000 niños al año, hoy en día puede detectarse incluso antes de nacer. Este defecto puede «soldarse», aunque también representa una amenaza para el recién nacido. Pero con el tratamiento adecuado, nueve de cada diez de estos niños llegarán a la edad adulta.

Durante el desarrollo cardíaco, muchas cosas pueden salir mal en el útero materno, desde el incompleto desarrollo del tabique cardíaco hasta extrañas ramificaciones de los vasos sanguíneos. Los bebés con defectos genéticos, como la trisomía 21,[62] más conocida como síndrome de Down, presentan defectos cardíacos congénitos entre el 40 y el 60 por ciento de los casos, y lo más frecuente es que se trate de perforaciones en el tabique que separa las aurículas de los ventrículos.[63] Pero las válvulas cardíacas, partes del músculo cardíaco y secciones del tejido conjuntivo del corazón también pueden verse afectadas.

---

62. Es el cromosoma 21. En lugar de dos, como en una persona sana, está presente tres veces.

63. Comunicación interauricular y comunicación interventricular.

El defecto más común que presentan los recién nacidos es el llamado defecto del tabique ventricular, es decir, la pared divisoria entre los dos ventrículos del corazón presenta uno o más de estos defectos. Si son pequeños, generalmente no hay síntomas, pero si la conexión de ventrículo a ventrículo es mayor, la sangre siempre entra a presión del ventrículo izquierdo al derecho cuando el corazón se contrae, en lugar de ser bombeada hacia todo el cuerpo a través de la aorta. La sobrepresión resultante en el ventrículo derecho se propaga a través de la arteria pulmonar hasta los pulmones, que se ven cada vez más afectados. A largo plazo, esto provoca insuficiencia cardíaca izquierda.

La segunda malformación del corazón por orden de frecuencia es la llamada tetralogía de Fallot, que se describe como la presencia de cuatro anomalías sucesivas: en primer lugar, la anomalía ventrículo-septum (que acabamos de describir); en segundo lugar, un estrechamiento de la vía de salida del ventrículo derecho al pulmón; en tercer lugar, un ensanchamiento de la mitad derecha del corazón; y en cuarto lugar, una aorta cabalgante. Se habla de aorta cabalgante cuando esta se desplaza tanto hacia la derecha (dextraposición), que hacia ella no solo fluye la sangre rica en oxígeno del ventrículo izquierdo, sino también la sangre pobre en oxígeno del ventrículo derecho.

El tercer defecto cardíaco congénito más frecuente es la comunicación interauricular, que se describe como la perforación del tabique localizada entre las dos aurículas. Sus síntomas son arritmias cardíacas y una tonalidad de piel que puede ir de la palidez al color azul, y generalmente se asocia con una resistencia limitada y una dificultad para respirar durante la actividad física.

El suministro de sangre de un feto es considerablemente distinto del de un adulto. Por ejemplo, hay una conexión entre la arteria pulmonar, que procede del ventrículo derecho, y la aorta, que procede del ventrículo izquierdo. Esta conexión se llama *Ductus arteriosus Botalli*. Existe porque, como el feto todavía no utiliza sus pulmones, no tendría sentido que la sangre siguiera la complicada ruta a través del sistema de circulación pulmonar. La sangre rica en oxígeno, indispensable para el suministro del cuerpo del niño, la recibe directamente de la madre a través del cordón umbilical.

Normalmente, este *Ductus arteriosus Botalli* o «conducto arterioso de Botalli» se cierra justo después del nacimiento. Pero nótese que digo normalmente, pues el proceso de oclusión queda incompleto tan a menudo que el llamado «conducto arterioso de Botalli persistente» es el cuarto defecto cardíaco más común en los recién nacidos. Algo que resulta particularmente grave en los bebés prematuros, pues la conexión entre la aorta y la arteria pulmonar persiste después del nacimiento. En este caso, a menudo hay mucha más sangre en la circulación pulmonar, lo que lleva a la formación de pequeñas grietas en los vasos sanguíneos del corazón y los pulmones que podrían provocar una insuficiencia cardíaca y un defectuoso abastecimiento de sangre de las regiones periféricas del cuerpo. La consecuencia es que estos niños no tienen tanta capacidad de resistencia como los niños completamente sanos: a menudo presentan los brazos y las piernas fríos junto a un latido del corazón notablemente rápido y fuerte (ya que, automáticamente, el corazón intenta compensar el insuficiente suministro de oxígeno de los órganos mediante un trabajo adicional).

Otras anomalías cardíacas congénitas son los defectos valvares, es decir, cuando alguna de las valvas se estrecha o no se cierra correctamente. El riesgo de que un niño nazca con tal defecto cardíaco es tanto mayor cuantos más miembros de su familia hayan sufrido también o todavía sufran tal defecto. Existe, por lo tanto, una predisposición hereditaria o, en términos técnicos, una disposición genética.

Con la excepción del conducto arterioso persistente de Botalli, que puede cerrarse con medicación, casi todos los defectos cardíacos congénitos deben corregirse en el quirófano. Por suerte, la cirugía cardíaca pediátrica ha avanzado tanto que a menudo la única secuela de la operación es una pequeña cicatriz. Si, a pesar de la cirugía y de la máxima atención médica, a largo plazo el corazón sigue siendo más débil que el de una persona sana, a menudo la persona afectada puede vivir con él durante mucho tiempo, siempre y cuando lo trate bien y no lo sobrecargue.

Conclusión

Nuestro corazón es mucho más que un simple motor. Durante siglos, atravesado por las flechas de Cupido, ha sido símbolo de amor y pasión. Y aunque es uno de los órganos de nuestro cuerpo mejor investigados, todavía quedan en el aire muchas preguntas sobre la interacción entre el corazón, el cuerpo y la mente.

Numerosos científicos de todo el mundo están trabajando con gran entusiasmo y tesón para desentrañar, uno tras otro, los secreto de este misterioso motor central y para entender cada vez mejor sus mecanismos, especialmente a nivel molecular. Porque sin la investigación cardíaca moderna, la ciencia médica nunca avanzaría y, ciertamente, nuestra esperanza de vida no sería tan alta. La investigación médica extiende sus antenas en muchas direcciones: sueño, sexo, nutrición…, la lista es inimaginablemente larga. El principal objetivo de la investigación cardíaca es prolongar la vida o, directamente, salvarla. Como hemos visto, los investigadores han hecho considerables progresos en el camino de encontrar respuesta a la pregunta de por qué alguien puede morir por tener el corazón roto. En los últimos años, el síndrome del corazón roto se ha convertido cada vez más en el centro de la investigación actual. Y cuanto mejor se comprenda esta enfermedad, mejor se podrá tratar.

Pero, sobre todo, la investigación nos ha dejado un concepto: un corazón sano necesita un cuerpo sano y una mente sana, solo puede funcionar perfectamente en estas condiciones. Sin el apoyo activo de los demás órganos, las cosas no funcionarían bien. El corazón es un jugador de equipo. Por ejemplo, los riñones son fundamentales para regular la cantidad de líquido de nuestros vasos sanguíneos y aumentar o disminuir la presión arterial según sea necesario. Las sustancias producidas en distintos órganos y tejidos les ayudan en este proceso haciendo que nuestros vasos sanguíneos sean más anchos o más estrechos, aumentando o disminuyendo la frecuencia del corazón e influyendo en la potencia de su latido, todo ello en función de las necesidades de cada momento. Si no fuera así, nuestros corazones se agotarían muy rápidamente.

Sin los demás órganos y los numerosos pequeños asistentes que hay en la sangre, nuestro corazón solo sería una simple rueda dentada solitaria, para hacer una comparación técnica. Sin embargo, como resultado de la ayuda múltiple, es mucho más, a saber, la fuerza motriz decisiva de un mecanismo complejo. De vez en cuando puede que necesite que lo engrasen, y a veces incluso habrá que sustituir alguno de sus elementos, pero esto último solo sucede en muy contadas ocasiones. Y cuanto más profundiza la investigación en este mecanismo de relojería, más evidente resulta esta afirmación: la verdad completa sobre el corazón y el cuerpo no existe. Al ir descubriendo constantemente nuevas piezas de mosaico de esta obra de arte, uno se da cuenta de que es mucho más extensa de lo esperado.

Pero aun aceptando que los investigadores quizás nunca alcancen el final de su trabajo de Sísifo, siempre llegarán a nuevas percepciones sobre cómo se puede tratar a los pacientes cardíacos de manera más efectiva y proporcionarles una mejor calidad de vida. Afortunadamente, a nuestro corazón no le importa si lo entendemos realmente. Siempre está a nuestro lado.

Hace poco, leí lo siguiente: «No te preocupes. Nuestro corazón es como un machete; con él nos abriremos camino a través de la espesura».

Un gran homenaje a un amigo leal en el que podemos confiar siempre y en todo lugar. Un compañero fuerte y perseverante, que lo único que espera a cambio de su abnegado trabajo es que lo tratemos bien.

Comentario final

Si tienes alguna pregunta, si algunos puntos de este libro no te han quedado claros o si crees que se han explicado muy por encima, envíame un correo electrónico a info@herzrasenmaeher.de. ¡Me alegrará mucho recibir tu correo!

Gracias

Hay muchas personas sin las cuales este libro no hubiera podido escribirse. Mi agradecimiento más especial es para Marieke, mi editora. Si no te hubieras acercado a mí después de mi actuación en Berlín, este proyecto nunca habría visto la luz. Muchas gracias por ello y por tu paciencia, por tu gran ayuda y por todo el corazón y el alma que has puesto en este proyecto. Ha sido un regalo trabajar en este libro contigo, y siempre lo recordaré.

Debo dar las gracias también a un gran maestro y buen amigo: Tobias Sonnenberg, un médico de Kiel. Eres para mí un gran apoyo en todas las situaciones de la vida. Gracias por las estimulantes conversaciones y la revisión crítica del manuscrito.

Me gustaría dar las gracias a todos los que me acogieron para que pudiera escribir y/o que me proporcionaron tantos puntos de vista y sugerencias. Especialmente, a mis padres y a toda mi familia.

También se lo agradezco a Simon Z., Claudia, Dirk, Zemmi, Miri, los Enzler, especialmente a Bella y Christoph, Jonas, Philipp E., Heike, Katarina, Werner, Gregor, Miriam, Michael y Simon H. y los Falb, especialmente a Alex, Britta y Felix.

Muchas gracias a AG Schieffer de la Universidad de Marburgo, la editorial Ullstein, scienceslam.net (Gregor y empresa policult), Luups (Karsten), Halternativ. e.V. (Tobias), scienceslam.de (Julia), los divulgadores científicos Reinhard R. y Tim G., el Foro Germano-Ruso (Sibylle y Sandra), todos los HiOrgs, los servicios de emergencia y los puestos de socorro en los que se me ha permitido trabajar.

Por último, me gustaría dar las gracias a Christine. Me hiciste subir a un escenario por primera vez. Gracias por las grandes noches que siguieron y por esta gran diversión. Has sacado algo de mí que hasta entonces ni siquiera yo sabía que tuviera.

¿Me he olvidado de ti? Por favor, añádete aquí:

Muchas gracias a _____.

Sin todos vosotros, este libro no sería como es, o quizás ni siquiera se hubiese escrito nunca. Muchísimas gracias. ¡Todos tenéis un lugar especial en mi corazón!

Bibliografía

Para escribir el contenido del libro, he utilizado principalmente fuentes que no pueden encontrarse en libros de texto estándar o en servicios de referencia en línea como flexikon.de o wikipedia.org.

1. Echar el lazo al corazón

Berger, Felix: «Das Herz eines Neugeborenen ist nicht größer als eine Walnuss», en: Gesundheitsberater Berlin, 6 de agosto de 2015, en http://www. gesundheitsberater-berlin.de/praxis/krankheiten-von-a-z/kardiologie-fur-kinder/interview-das-herz-eines-neugeborenen-ist-nicht-grosser-als-eine-walnuss--2 (consultado en septiembre de 2015).

Dick, Wolfgang (Hrsg.): *Notfall und Intensivmedizin*, Berlín - Nueva York: 2001, en: http://www.degruyter.com/viewbooktoc/product/4674 (consultado en septiembre de 2015).

Tichatschek, Edgar: «Herzfehler bei Kindern», en: *Netdoktor*, noviembre de 2000, en http://www.netdoktor.at/krankheit/herzfehler-bei-babys-7273 (consultado en septiembre de 2015).

Blanck, Nathalie: «Gefäße – Straßen unseres Körpers», en *Gesundheit*, 9 de mayo de 2012, en http://www.gesundheit.de/krankheiten/gefaesserkrankungen/ die-gefaesse-des-menschen/gefaesse-strassen-unseres-koerpers (consultado en septiembre de 2015).

Institut für Film, Bild und Ton: *Die Entwicklung des Herzens*, Berlín: 1988; en: https://www.youtube.com/watch?v=a-TPN5AEWUs (consultado en septiembre de 2015).

2. Obstrucción de las tuberías cardíacas

Bruckenberger, Ernst: *Herzbericht 2010*. Hannover: 2011; en http://
bruckenberger.de/pdf/hzb23_10auszug.pdf (consultado en septiembre de
2015).

Rettungsschule DRK Landesverband Niedersachsen e.V. (Hrsg.): *Notfallrettung
und qualifizierter Krankentransport*, Goslar: 2006.

3. Cuando el corazón juega a la ruleta rusa

Pope *et al.*: «Cardiovascular mortality and exposure to airborne fine particulate
matter and cigarette smoke: shape of the exposure-response relationship.»
En: *Circulation* 120, 2009, pp. 941-948.

Goslawski *et al.*: «Binge Drinking Impairs Vascular Function in Young Adults»,
en: *Journal of the American College of Cardiology*, 62(3), San Diego: 2013,
pp. 201-207.

Initiative Herzbewusst: *Herzinfarktrisiko durch das Rauchen – Das sollten sie wissen*,
en: https://www.herzbewusst.de/angina-pectoris/risikofaktoren-herzinfarkt/
herzinfarktrisiko-rauchen (consultado en septiembre de 2015).

Deutsches Krebsforschungszentrum (Hrsg.): *Durch Rauchen und Passivrauchen
verursachte Erkrankungen des Herz-Kreislaufsystems*, Heidelberg: 2008, en
https://www.dkfz.de/de/tabakkontrolle/download/Publikationen/FzR/FzR_
Herz-Kreislauf.pdf (consultado en septiembre de 2015).

Overbeck, Peter; «Quartalssaufen schädigt schon junge Gefäße», en: *Ärzte
Zeitung*, 10 de julio de 2013, en http://www.aerztezeitung.de/medizin/
krankheiten/neuro-psychiatrische_krankheiten/suchtkrankheiten/
article/841269/alkohol-quartalsaufen-schaedigt-schon-junge-gefaesse.html
(consultado en septiembre de 2015).

Landeszentrale für Gesundheitsförderung in Rheinland-Pfalz e.V.: «Alkohol –
ein Risiko für Herzerkrankungen», febrero de 2007, en: https://www.lzg-rlp.
de/service/gesundheitstelefon/text/artikel/358/?no_cache=1 (consultado en
septiembre de 2015).

4. Atasco en el corazón

Nicholls *et al.*: «Effect of Two Intensive Statin Regimens on Progression of Coronary Disease», en: *The New England Journal of Medicine* Vol. 365, Waltham: 2011, pp. 2078-2087.

Steinberg, Daniel; Parthasarathy, Sampath; Carew, Thomas E.; Khoo, John C; Witztum Joseph L.: «Beyond Cholesterol, Modification of low-density lipoprotein that increase its atherogenicity», en: *The New England Journal of Medicine* Vol. 320, Waltham: 1989, pp. 915-924.

Haberland, Margaret E.; Steinbrecher Urs P.: *Modified Low-Density Lipoprotein: Diversity and biological relevance in atherogenesis in Monographs in human Genetics*, Basilea: 1992, pp. 35-61.

Rauramaa, Rainer; Halonen Pirjo, Väisänen Sari B. *et al.*: «Effects of aerobic physical exercise on inflammation and atherosclerosis in men: the DNASCO study», en: *Annals of Internal Medicine*, vol. 140, Philadelphia: 2004, pp. 1007-1014.

Bates, Amanda: «Young, apparently healthy – and at risk of heart disease», en: *Innovations Report*, 25 de octubre de 2011, en: http://www. innovations-report.de/html/berichte/medizin-gesundheit/young-apparently-healthy-risk-heart-disease-184469.html (consultado en septiembre de 2015).

Bosilijanoff, Peter: *Die Saturn-Studie*, en: Thieme Kongress Spotlights, Múnich: 2012, en: https://www.thieme.de/statics/dokumente/thieme/final/de/dokumente/zw_aktuelle-kardiologie/Musterartikel_Kongress-Spot lights_Bsp.pdf (consultado en septiembre de 2015).

Libby, Peter: «Arteriosklerose als Entzündung», en: *Spektrum der Wissenschaft* 7, 1 de julio de 2002, en: http://www.spektrum.de/magazin/arteriosklerose-als-entzuendung/828880 (consultado en septiembre de 2015).

Schweikart, Jörg: «Arteriosklerose Ursachen und Entstehung», en: *Arteriosklerose*, en: http://www.arteriosklerose.org/ursachen/ (consultado en septiembre de 2015).

5. Darse un banquete a gusto del corazón

Wu, Jason; H. Y. *et al.*: «Circulating omega-6 polyunsaturated fatty acids and total and cause-specific mortality – The Cardiovascular Health Study», en: *Circulation* 130, 2014, pp. 1245-1253.

Jakobsen, Marianne Uhre *et al.*: «Major types of dietary fat and risk of coronary heart disease: a pooled analysis of 11 cohort studies». *The American Journal of Clinical Nutrition*, 2009; 89: pp. 1425-1432.

Thornton, John R.; Emmet, Pauline M.; Heaton, Kenneth W.: «Diet and gall stones: effects of refined and unrefined carbohydrate diets on bile cholesterol saturation and bile acid metabolism», *Gut* 24.1 (1983): pp. 2-6.

Farvid, Maryam S. *et al.*: «Dietary linoleic acid and risk of coronary heart disease: a systematic review and meta-analysis of prospective cohort studies», en: *Circulation* 130, 2014, pp. 1568-1578.

Allam, Adel H. *et al.*: «Atherosclerosis in Ancient Egyptian Mummies, The Horus Study», en: *Journal of the American College of Cardiology*, vol. 4, 2011, pp. 315-327.

Avena, Nicole M.; Rada, Pedro; Hoebel, Bartley G.: «Evidence for sugar addiction: Behavioral and neurochemical effects of intermittent, excessive sugar intake», en: *Neurosci Biobehav Rev.*, 2008; 32(1): pp. 20-39.

Thompson, Randall C. *et al.*: «Atherosclerosis across 4000 years of human history: the Horus study of four ancient populations», en: *The Lancet*, volumen 381, núm. 9873, 6 de abril de 2013, pp. 1211-1222.

Chiu, Chung-Jung; Milton, Roy C.; Klein, Ronald; Gensler, Gary; Taylor, Allen: «Dietary Compound Score and Risk of Age-Related Macular Degeneration in the Age-Related Eye Disease Study», en: *Ophtalmology*, vol. 116, núm. 5, 2009, pp. 939-946.

Steinhart, Hans; Küchler, Torben; Berger, Michael; Maaßen, Andrea; Busch-Stockfisch, Mechthild: *Tiefkühlgemüse – Nährstoffe und sensorische Qualität.* Tagungsband 62. Diskussionstagung des Forschungskreises der Ernährungs-industrie: Hamburg; Bonn, 2014, pp. 29-46 (2004).

Zentrum der Gesundheit: «Heilkräftige Lebensmittel für ein gesundes Herz», en: *Zentrum der Gesundheit*, última actualización: 6 de septiembre de 2015, en: https://www.zentrum-der-gesundheit.de/herzkrankheiten-hilfreiche-lebensmittel-ia.html (consultado en septiembre de 2015).

Deutsche Gesellschaft für Ernährung e.V.; Mehrfach ungesättigte Fettsäuren senken das Risiko für koronare Herzkrankheiten, 27 de abril de 2010, en: https://www.dge.de/uploads/media/DGE-Pressemeldung-aktuell-07-2010-SFA-PUFA.pdf (consultado en septiembre de 2015).

Deutsches Grünes Kreuz e.V.: *Omega-3- und Omega-6-Fettsäuren*, en: http://dgk.de/meldungen/praevention-und-anti-aging/omega-3-und-omega-6-fettsaeuren.html (consultado en septiembre de 2015).

The European Food Information Council (EUFIC): «Omega-6 fatty acids associated with lower risks of heart disease and death», «Artikel», en: *Nutri-Facts*, 15 de abril de 2015, en: http://www.nutri-facts.org/eng/expert-opinion/detail/backPid/598/article/omega-6-fatty-acids-and-the-risks-of-heart-disease/ (consultado en septiembre de 2015).

Assmann, Gerd; Wahrburg, Ursel: *Herzgesund Essen, Mit Genuss der Gesundheit Gutes tun*, en: Assman Stiftung für Pävention, Münster: 2006, en: https://www.assmann-stiftung.de/wp-content/uploads/2013/05/herzgesund_essen_broschuere_web.pdf (consultado en septiembre de 2015).

Sibbel, Lea; Kirchner, Julia: «So gefährlich sind Fett, Salz, Zucker und Alkohol», en: *Die Welt*, 9 de febrero de 2015, en: http://www.welt.de/gesundheit/article137280281/So-gefaehrlich-sind-Fett-Salz-Zucker-und-Alkohol.html (consultado en septiembre de 2015).

Zentrum der Gesundheit: «7 Vorteile von Omega-3-Fettsäuren», en: *Zentrum der Gesundheit*, última actualización: 6 de septiembre de 2015, en: http://www.zentrum-der-gesundheit.de/omega-3-fettsaeuren.html (consultado en septiembre de 2015).

Müssig, Karsten: «Zucker setzt Dopamin frei», en: *Kölner Stadtanzeiger* 23 de septiembre de 2013, en: http://www.ksta.de/freizeit/interview-zucker-setzt-dopamin-frei,15190120,24409620.html (consultado en septiembre de 2015).

Riedel, Christian: «Warum buntes Essen gesund ist», en: *Netzathletenmagazin* 19, septiembre de 2015, en: http:// www.netzathleten.de/gesundheit/aufgedeckt/item/2454-warum-buntes-essen-gesund-ist (consultado en septiembre de 2015).

Neurologen und Psychiater im Netz: «Gesunder Lebensstil beugt Schlaganfall vor», 27 de enero de 2015, en: http://www.neurologen-und-psychiater-im-netz.org/neurologie/ratgeber-archiv/meldungen/article/gesunder-lebensstil-beugt-schlaganfall-vor/ (consultado en septiembre de 2015).

Deutsches Tiefkühlinstitut: *Erntefrische auf Vorrat: Eine Studie zu verschiedenen Gemüsearten*, Berlín, 2007, en: http://www.tiefkuehlkost.de/info-center/ broschueren/frische-broschuere (consultado en septiembre de 2015).

Beutelsbacher, Stefan: «Die gefährliche Salzsucht der Deutschen», en: *Die Welt*, 4 de febrero de 2015, en: http://www.welt.de/wirtschaft/article137090819/ Die-gefaehrliche-Salzsucht-der-Deutschen.html (consultado en septiembre de 2015).

Gohlke, Helmut: «Erhöhen Eier den Cholesterin-Spiegel?» en: *Deutsche Herzstiftung*, 20 de agosto de 2015, en http://www.herzstiftung.de/ Cholesterin-Eier.html (consultado en septiembre de 2015).

Gonzales, Constantin: «Alles was man über Kohlehydrate wissen sollte», en: *Paleosophie*, 25 de julio de 2015, en: https://blog.paleosophie.de/2012/08/31/ alles-was-man-ueber-kohlenhydrate-wissen-sollte-teil-1-was-genau-sinc-kohlenhydrate/ (consultado en septiembre de 2015).

6. No podemos prescindir del corazón

Arbelo, Elena *et al.*: «The Atrial Fibrillation Ablation Pilot Study: an European Survey on Methodology and Results of Catheter Ablation for Atrial Fibrillation: conducted by the European Heart Rhythm Association», *European Heart Journal*, 31 de enero de 2014, en: http://eurheartj. oxfordjournals.org/content/ehj/early/2014/01/30/eurheartj.ehu001.full.pdf (consultado en septiembre de 2015).

Jörg, Gabriele: «Warum Menschen anderen nicht helfen», en: *Hochschule Heidelberg*, 20 de agosto de 2015, en: http://www.hochschule-heidelberg.de/ de/fakultaet-fuer-angewandte-psychologie/archiv/warum-helfen-menschen-anderen-nicht/ (consultado en septiembre de 2015).

Kerckhoff-Klinik: «Herzrhythmusstörungen – das sollten Sie wissen!», en: *Wissenswertes von A-Z*, julio de 2011, en: http://www.kerckhoff-klinik.de/ patienten/wissenswertesvona-z/herzrhythmusstoerungen_das_soll ten_sie_ wissen/ (consultado en septiembre de 2015).

Kerckhoff-Klinik: «Vorhofflimmern», en: *Wissenswertes von A-Z*, en: http://www. kerckhoff-klinik.de/patienten/wissenswertesvona-z/informationen_zum_ vorhofflimmern/ (consultado en septiembre de 2015).

Ärzte Zeitung: «Jeder Zweite nach Katheterablation be-schwerdefrei», en: *Ärzte Zeitung*, 2 de septiembre de 2015, en: https://www.aerztezeitung.de/ medizin/krankheiten/herzkreislauf/herzinfarkt/article/820831/ vorhofflimmern-jeder-zweite-nach-katheterablation-beschwerdefrei.html (consultado en septiembre de 2015).

Medtronic: «Ablauf einer Katheterablation», en: *Medtronic*, 14 de agosto de 2015, a través de: http://www.medtronic.de/erkrankungen/vorhofarrhythmien/ eingriff/katheterablation/index.htm (consultado en septiembre de 2015).

Die Welt: «Polizei ermittelt gege Gaffer von der A2», en: *Die Welt*, 10 de febrero de 2015, en: http://www.welt.de/vermischtes/article137299252/ Polizei-ermittelt-gegen-Gaffer-von-der-A2.html (consultado en septiembre de 2015).

7. Deportes de cama para el corazón

Carsten, Karel Willem *et al.*: «The Neuropeptide Oxytocin Regulates Parochial Altruism in Intergroup Conflict Among Humans», en: *Science*, vol. 328, núm. 5984, 11 de junio de 2010, pp. 1408-1411.

Haake, Philip; Krueger, Tillmann H. C.; Goebel, Marion U.; Heberling, Katharina M. Hartmann, Uwe; Schedlowski, Manfred: «Effects of Sexual Arousal on Lymphocyte Subset Circulation and Cytokine Production», en: *Neuroimmunomodulation*, vol. 11, núm. 5, 2004, pp. 293-298.

Cirillo, Dominic J.; Wallace, Robert B.; Wu, LieLing; Yood, Robert A. «Effect of hormone therapy on risk of hip and knee joint replacement in the Women's Health Initiative», en: *Arthritis Rheum*, 54, 2006; pp. 3194-3204.

Straub, Rainer H.: «The Complex Role of Estrogens in Inflammation», en: *Endocrine Society*, 1 de julio de 2013, en: http://press.endocrine.org/doi/ abs/10.1210/er.2007-0001 (consultado en septiembre de 2015).

Santen, Richard J., *et al.*: «Postmenopausal hormone therapy: an Endocrine Society scientific statement», en: *The Journal of Clinical Endocrinology & Metabolism* 95.7, supplement 1, (2010): pp. 1-66.

Eckstein, Monika *et al.*: «Oxytocin Facilitates the Extinction of conditioned Fear in Humans», en: *Society of Biological Psychatry*, octubre de 2014.

Kuhl, Herbert (Hrsg.): *Sexualhormone und Psyche: Grundlagen, Symptomatik, Erkrankungen, Therapie*, Stuttgart - Nueva York: 2002.

Kaushansky, Kenneth; Lichtman, Marshall A.; Beutler, Ernest *et al.*: *Williams Hematology*, Nueva York, Chicago, San Francisco, Lisboa, Londres, Madrid, Ciudad de México, Milán, Nueva Dehli, San Juan, Seúl, Singapur, Sídney, Toronto: 2010.

Pharmazeutische Zeitung: «Kuschelhormon Oxytocin», en: *Pharmazeutische Zeitung* 05/2011, Mayo 2011, en: http://www.pharmazeutische-zeitung.de/index.php?id=36679 (consultado en septiembre de 2015).

Pharmazeutische Zeitung: «Kuschelhormon: Ängste bewältigen mit Oxytocin», en: *Pharmazeutische Zeitung*, 48/2014, 12 de noviembre de 2014, en: http://www.pharmazeutische-zeitung.de/index.php?id=55285 (consultado en septiembre de 2015).

Miller, Greg: «Die dunkle Seite des Kuschelhormons», en: *Süddeutsche Zeitung*, 18 de enero de 2013, en: http://www.sueddeutsche.de/wissen/sozialverhalten-die-dunkle-seite-des-kuschelhormons-1.1576212 (consultado en septiembre de 2015).

Stein, Patrycja *et al.*: «Auswirkungen von Sexualhormonen auf die Psyche», en: SexMedPedia – *Sexualmedizinische En-zyklopädie*, noviembre de 2010, en: http://www.sexmedpedia.com/artikel/auswirkungen-von-sexualhormonen-auf-die-psyche (consultado en septiembre de 2015).

Wagner, Beatrice: «So wirkt Sex auf die Gesundheit», en: *Medical Tribune*, 12 de junio de 2011, en: http://www.medical-tribune.de/home/news/artikeldetail/so-wirkt-sex-auf-die-gesundheit.html (consultado en septiembre de 2015).

Spiegel-Online Wissenschaft: «Dopamin-Ausschüttung: Gehirn von Psychopathen giert nach Belohnung» / «Artikel», en: *SPON Wissenschaft*, 15 de marzo de 2010, en: http://www.spiegel.de/wissenschaft/mensch/dopamin-ausschuettung-gehirn-von-psychopathen-giert-nach-be lohnung-a-683605.html (consultado en septiembre de 2015).

Czichos, Joachim: «Östrogen bekämpft Entzündungen und beschleunigt die Wundheilung» en: *Die Welt*, 15 de marzo de 2003, en: http://www.welt.de/print-welt/article693671/Oestrogen-bekaempft-Entzuendungen-und-beschleunigt-die-Wundheilung.html (consultado en septiembre de 2015).

Stolze, Cornelia: «Was beim Sex im Kopf passiert», en: *Stern*, 20 de agosto de 2015, en: http://www.stern.de/gesundheit/sexualitaet/grundlagen/ hirnforschung-wasbeim-sex-im-kopf-passiert-3152392.html (consultado en septiembre de 2015).

BBC News: «Sex drive link to prostate cancer», en: *BBC One Minute World News*, 26 de enero de 2009, en: http://news.bbc.co.uk/2/hi/health/7850666.stm (consultado en septiembre de 2015).

Stute, Petra: «Östrogene und Gelenkschmerzen», en: *Deutsche Menopause Gesellschaft e.V.*, junio de 2013, en: http://www.menopause-gesellschaft.de/ mpg/downloads/DMG-Newsletter_06-2013_SC.pdf (consultado en septiembre de 2015).

Seyfried, Fabian: «Impfstoff-Herstellung – Vom Virus zur Apotheke», en: *NetDoktor*, 22 de abril de 2015, en: http://www.netdoktor.de/Gesund-Leben/Impfungen/Wissen/Impfstoff-Herstellung-Vom-Vir-10531.html (consultado en septiembre de 2015).

Sanofi Pasteur Merck & Co. Inc. mit Sharp & Dohme (MSD): «Verdienst von Impfungen», en: *Sanofi Pasteur MSD – Impfstoffe fürs Leben*, 20 de agosto de 2015, en: http://www.spmsd.de/impfstoffe/verdienst-von-impfungen/ (consultado en septiembre de 2015).

Bundesverband für Gesundheitsinformation und Verbraucherschutz – Info Gesundheit e.V.: «Impfempfeh-lungen für chronisch Kranke und immungeschwächte Menschen», en: *BGV Info Gesundheit e.V.*, Bonn, en: http:// www.bgv-impfen.de/chronisch.html (consultado en septiembre de 2015).

DeStatis – Wissen Nutzen: «Gesundheit, Diagnosedaten der Patienten und Patientinnen in Krankenhäusern» – 2012, «Publikation», en: *Fachserie 12 Reihe 6.2.1*, Wiesbaden: 2013, en: https://www.destatis.de/DE/ Publikationen/Thematisch/Gesundheit/Krankenhaeuser/ DiagnosedatenKrankenhaus2120621127004.pdf?__blob=publicationFile (consultado en septiembre de 2015).

8. Gimnasia rítmica para el corazón

D'Souza, Alicia *et al*: «Exercise training reduces resting heart rate via downregulation of the funny channel HCN4», en: *Nature communications*, 5.

Jg., 13 de mayo de 2014, en: http://www.researchgate.net/profile/Gwilym_ Morris/publication/262306078_Exercise_training_reduces_resting_heart_ rate_via_downregulation_of_the_funny_channel_HCN4/ links/004635372ff21e7cd1000000.pdf (consultado en septiembre de 2015).

Kingenberg, Markus: «So entsteht ein Sportlerherz», en: *Netzathletenmagazin*, 11 de agosto de 2009, en: http://www.netzathleten.de/gesundheit/aufgedeckt/ item/430-so-entsteht-ein-sportlerherz (consultado en septiembre de 2015).

9. Nada funciona sin presión

Goebel, Ralf *et al.*: «Arterielle Hypertonie. Parte 1: Epidemiologie, Definition und nicht medikamentöse Behandlungsstrategien», en: *PZ Prisma* 14, 2007, pp. 137-148.

Mancia, Giuseppe *et al.*: «2007 ESH-ESC Practice Guidelines for the Management of Arterial Hypertension: ESH-ESC Task Force on the Management of Arterial Hypertension», en: *Journal of Hypertension*. 25, 2007, pp. 1751-1762.

Deutsche Hochdruckliga e. V. – Deutsche Hypertonie Gesellschaft: *Leitlinien für das Management der arteriellen Hypertonie*, Heidelberg; Düsseldorf: 2013, en: http://www.hochdruckliga.de/bluthochdruck-behandlung-leitlinien.html (consultado en septiembre de 2015).

Pharmazeutische Zeitung: «Kuschelhormon Oxytocin», en: *Pharmazeutische Zeitung* 05/2011, mayo de 2011, en: http://www.pharmazeutische-zeitung. de/index.php?id=36679 (consultado en septiembre de 2015).

Griese, Nina; Goebel, Ralf; Müller, Uta; Schulz, Martin; Hoyer, Joachim: «Hypertonie – Grenzwerte für Blutdruckscreening», en: *Pharmazeutische Zeitung* 16/2009, 13 de abril de 2009, en: http://www.pharmazeutische-zeitung.de/?id=29582 (consultado en septiembre de 2015).

Amann, Kerstin; Benz, Kerstin: «Bluthochdruck beginnt schon im Mutterleib», en: *Deutsche Hochdruckliga e. V. – Deutsche Hypertonie Gesellschaft*, 28 de diciembre de 2011, en: http://www.hochdruckliga.de/bluthochdruck-beginnt-schon-im-mutterleib.html (consultado en septiembre de 2015).

10. El corazón de la Bella Durmiente

Henchoz Yves *et al.*: «Effects of noxious stimulation and pain expectations on neuromuscular control of the spine in patients with chronic low back pain», en: *The Spine Journal*, 31 de mayo de 2013, en: http://www.sciencedirect. com/science/article/pii/S1529943013013739 (consultado en septiembre de 2015).

Trelle, Sven; Reichenbach, Stephan; Wandel, Simon; Hildebrand, Pius; Tschannen, Beatrice; Villiger, Peter M. *et al.*: «Cardiovascular safety of non-steroidal anti-inflammatory drugs: network meta-analysis», en: *The British Medical Journal*, 2011; 342: c7086.

Masahito, Sato *et al.*: «Increased Incidence of Transient Left Ventricular Apical Ballooning (So-Called `Takotsubo‹ Cardiomyopathy) After the Mid-Niigata Prefecture Earthquake», en: *Circulation Journal*, vol. 70 (2006) núm. 8 pp. 947-953, https://www.jstage.jst.go.jp/article/circj/70/8/70_8_947/_pdf (consultado en septiembre de 2015).

Jaguszewski, Milosz *et al.*: «A signature of circulating microR-NAs differentiates takotsubo cardiomyopathy from acute myocardial infarction», en: *European Heart Journal*, 17 de septiembre de 2013.

Napp, Christian; Ghadri, Jelena Rima; Cammann, Victoria L.; Bauersachs, Johann; Templin, Christian: «Takotsubo cardiomyopathy: Completely simple but not so easy», en: *International Journal of Cardiology*, 20 de junio de 2015; http://www.internationaljournalofcardiology.com/article/S0167-5273(15)01344-3/fulltext (consultado en septiembre de 2015).

Süddeutsche Zeitung: «Zu viel Schlaf für das Herz», en: *Süddeutsche Zeitung Wissen* 1 de agosto de 2010, en: http://www.sueddeutsche.de/wissen/us-studie-zu-viel-schlaf-fuer-das-herz-1.982494 (consultado en septiembre de 2015).

Scinexx: «Angst sorgt für chronische Schmerzen», en: *Scinexx.de – Das Wissensmagazin*, 2013, en: http://www.scinexx.de/wissen-aktuell-16778-2013-1018.html (consultado en septiembre de 2015).

Jähnig, Tanja: «Morbus Herzeleid», en: *Thieme Forschung – via medici* 2.13, 2013, en: https://www.thieme.de/statics/bilder/thieme/final/de/bilder/tw_neurologie/Morbus_herzeleid.pdf (consultado en septiembre de 2015).

Medizinische Hochschule Hannover; «Takotsubo-Kardiomyopathie», en: *Klinik für Kardiologie und Angiologie*, Hannover, en: https://www.mh-hannover.de/ takotsubo.html (consultado en setiembre de 2015).

Medizinische Hochschule Hannover: «Peripartum Kardiomyopathie (PPCM)», en: *Klinik für Kardiologie und Angiologie*, Hannover, en: http://www. mh-hannover.de/ppcm.html (consultado en septiembre de 2015).

Spiegel-Online Wissenschaft: «Medizinische Studie: Homöopathie beruht auf Einbildung», en: *SPON Wissenschaft*, 26 de agosto de 2005, en: http://www. spiegel.de/wissenschaft/mensch/medizinische-studie-homoeopathie-beruht-auf-einbildung-a-371586.html (consultado en septiembre de 2015).

Lüneburg, Julia: «Schwangerschaft mit schwachem Pumporgan», en: *Baby und Familie*, 3 de mayo de 2012, en: http://www.baby-und-familie.de/ Schwangerschaft/Herzerkrankungen-Schwangerschaft-mit-schwachem-Pumporgan-51652.html (consultado en septiembre de 2015).

Bundesministerium für Forschung und Bildung: «Plötzlich herzkrank! – Wenn die Schwangerschaft aufs Herz schlägt», en: *BMBF*, junio de 2014, en: http://www.gesundheitsforschung-bmbf.de/de/5349.php (consultado en septiembre de 2015).

Kompetenznetz: «Angeborene Herzfehler», en: *Kompetenznetz*, Berlín, en: http:// www.kompetenznetz-ahf.de/angeborene-herzfehler/ (consultado en septiembre de 2015).

Rödel, Susanne: «Herztransplantation», en: *Transplantation verstehen – Wissen für das neue Leben*, 20 de mayo de 2014, en: http://www.transplantation-verstehen.de/organe/herz/einleitung.html (consultado en septiembre de 2015).

Eurotransplant: *Eurotransplant Statistics* – 2014, en: eurotransplant.org, 9 de enero de 2015, en: http://www.eurotransplant.org/cms/mediaobject. php?file=Year+Statistics+2014.pdf (consultado en septiembre de 2015).

ECOSISTEMA
DIGITAL

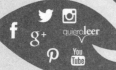

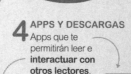